32,80

W0041288

Dr. med. M. O. Bruker
Dr. phil. Mathias Jung
Der Murks mit der Milch

„Meine Erfahrung als Arzt
hat mich gelehrt,
daß die Ernährungsschädigung
der unsichtbarste, aber gefährlichste
unter allen Feinden der Menschheit ist.
Deshalb verlangt mein ärztliches
Gewissen von mir,
daß ich diesen Feind
bis zu meinem letzten Atemzug
bekämpfe."

Max Bircher-Benner

Aus der Sprechstunde Band 19

Dr. med. M. O. Bruker
Dr. phil. Mathias Jung

Der Murks
mit der Milch

**Mit einem Beitrag von Ilse Gutjahr,
Geschäftsführerin der Gesellschaft
für Gesundheitsberatung (GGB) e. V.**

„Ich war öfters mit der Natur im Streite, aber ich habe
immer damit geendet, sie um Pardon zu bitten. Wenn ich
mit einem Menschen disputiere, so bin ich niemals ganz
sicher, wer von uns beiden recht hat, aber im Streite mit
der Natur weiß ich von vornherein, daß sie es ist, die recht
hat."

Goethe, 1829

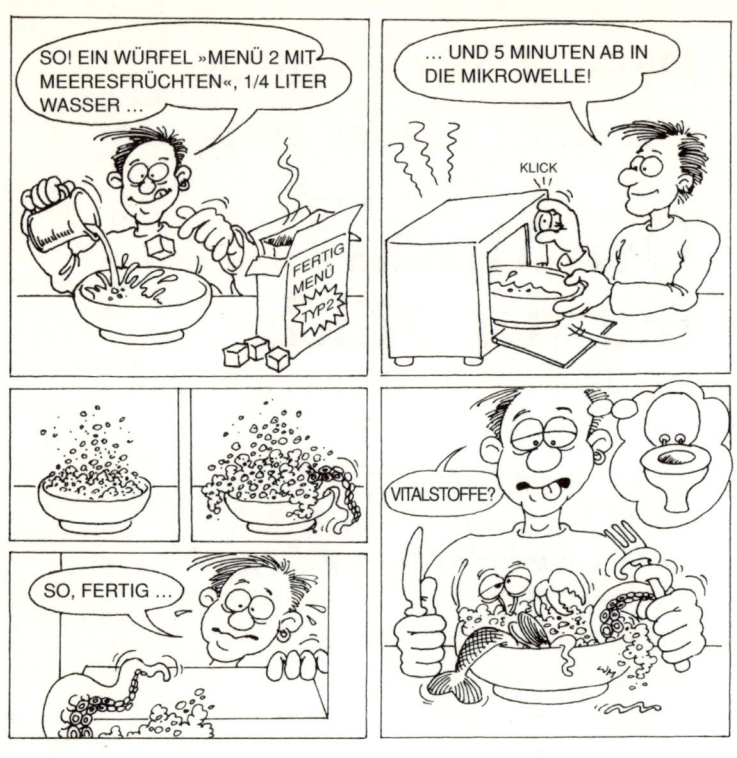

ISBN 3-89189-045-1

1. Auflage, 1994

© 1994 by emu-Verlags-GmbH, 56112 Lahnstein
Alle Rechte, auch die des auszugsweisen Nachdrucks,
der fotomechanischen Wiedergabe und der Übersetzung
vorbehalten.
Umschlaggestaltung: Wolfgang Makosch
Gesamtherstellung: Kösel, Kempten

Inhalt

„Eure Lebensmittel sollen
Heilmittel
und Eure Heilmittel
Lebensmittel sein."

Paracelsus

Vorwort

Es ist üblich, daß man die Milch als etwas Gutes ansieht. Über die Nachteile ist wenig bekannt. Da sie in den letzten Jahrzehnten von der Milchwirtschaft als unverzichtbares Getränk, ja sogar als unverzichtbare Calciumquelle, angepriesen wird, muß mit diesem Milchmythos von ärztlicher Seite endlich einmal schonungslos ins Gericht gegangen werden.

Der Kunde kann sich nicht mehr zurechtfinden in dem Wirrwarr der angepriesenen Ware – ein Kranker erst recht nicht in den vielfältigen sich widersprechenden „Gesundheitsratschlägen". Bei den Milchempfehlungen kann er oft nicht erkennen, daß es sich um Werbekampagnen der Milchindustrie handelt, die mit „wissenschaftlichem" Anstrich versehen wurden. Selbst wir Ärzte fallen darauf herein (s. Calciumlüge).

In einer Zeit, in der die Milchwirtschafter sich im Zuge des allgemeinen Wettbewerbs und der Gewinnmaximierung sogar die eigene Butter vermiesen lassen und aus eben diesen Gründen den bisher vertretbaren Aufstrich nun auch als Light-Produkt anbietet, muß ein klares Wort über die Verfilzung der Interessengruppen gesagt werden. Die Zusammenarbeit der Wirtschafter mit den politischen Vertretern ist so perfekt, daß derjenige, der hinter die Kulissen schaut, sofort mundtot gemacht oder mit Rufmord bedacht wird. So nehme ich denn gelassen hin, daß ich seit Jahren als Außenseiter bezeichnet werde, als unwissenschaftlich, nicht mehr auf dem neuesten Stand. Bis 1981 galt ich als linksradikal, seitdem als rechtslastig... Als mein Buch „Cholesterin – der lebensnotwendige Stoff" erschien, schrieb die Margarineindustrie sofort an alle Presse-Agenturen, es lohne sich nicht, dieses Pamphlet in die Hand zu nehmen. Heute weiß jeder Interessierte, daß die Cholesterinlüge ein erfundenes Märchen des Unileverkonzerns ist.

Und nun folgt in diesem hier vorliegenden Buch dank der

hervorragenden Mitarbeit von Dr. phil. Mathias Jung die Aufklärung über die Milchlüge. Daß die Milchwirtschaft sich rühren wird, steht jetzt schon fest.

Bereits vor Jahren wurde im Bundesgesundheitsamt Berlin von „Experten" ein Papier gegen mich vorbereitet, in dem man das Gesundheitsministerium über meine „Untaten" informierte und rechtliche Schritte gegen mich empfahl. Mein Verbrechen: die Empfehlung von Rohmilch.

Ich hoffe, Sie gehören nicht zu den Lesern, die sich die tote Leiche H-Milch von den Werbestrategen der Milchwirtschaft haben aufschwatzen lassen oder die Light-Butter, bei der man das Fett reduziert und durch Wasser ersetzt, das Sie nun teuer bezahlen. So kann man natürlich Wasser streichfest machen und auch noch als „gesund" anpreisen.

Rohmilch vom Bauern, die wird noch sauer. H-Milch ist dazu nicht mehr in der Lage. Sie sollten gesund reagieren, wenn Sie dieses Buch gelesen haben – wie die Rohmilch. Sie sollten sauer werden auf die Milchwirtschaft, die Volksverdummung betreibt und auf alle diejenigen, die diese Verdummung unterstützen oder mitbetreiben. Zum Beispiel sollten Sie sauer sein auch auf die Deutsche Gesellschaft für Ernährung (DGE), die in Sachen Ernährung den Ton angibt. Vor Jahren habe ich sie schon als Sprachrohr der Nahrungsmittelindustrie bezeichnet. Man hat mir damals einen Prozeß angedroht. Ich wiederhole diesen Vorwurf an dieser Stelle erneut: Die DGE **ist** das Sprachrohr der Nahrungsmittelindustrie. Ihr derzeitiger Präsident macht offen Werbung für Mac Donald's, H-Milch, Coca-Cola...

Na, sind Sie nun sauer, weil man Sie so verhökert??? Und das alles auch noch ganz frech aus Ihrem Steuersäckel!

In alter kämpferischer (Rohmilch-)Frische
grüßt Sie

Ihr

Dr. M. O. Bruker

Von der Bauernmilch zur Industriemilch
oder
Bakterienphobie und Sterilmilch

> „Kinder und Jugendliche sollten täglich einen, Erwachsene einen halben Liter Milch trinken oder in entsprechender Menge Milchprodukte wie Käse, Quark und Joghurt essen. Das entspricht etwa 600 Milligramm Calcium (Mindestbedarf 800 mg/Tag)."
>
> Prof. Dr. *Edmund Renner*, Professur Milchwirtschaft an der Universität Gießen
> Telefonaktion der FERNSEHWOCHE, April 1990

Pro Kopf, so belehrt uns die „Centrale Marketing Gesellschaft der Deutschen Agrarwirtschaft" (CMA), tranken die Bundesbürger 1993 73 kg Milch. Das sind nach Angaben der mächtigen Nahrungsmittellobby 1,7% mehr als 1992. Die gesamte Milcherzeugung lag mit 28,2 Millionen Tonnen um 0,8% höher als 1992. Milch ist, soviel machen diese Zahlen auf Anhieb klar, ein bedeutender Wirtschaftsfaktor.

Doch leben wir noch in dem naturverbundenen Zeitalter, wo Heidis „Almöhi" selbst mit seinem einfühlsamen Stripp-Strapp-Strull der braven

Bergkuh den weißen Saft entlockte? Längst ersetzen heute mechanisch geschlossene Melksysteme das Handmelken. Bäuerliche, nicht fabrikatorisch bearbeitete Milch ist genehmigungspflichtig. Sie wandert nur noch im – genehmigungspflichtigen – Ausnahmefall auf unseren Eßtisch. Unsere Kinder kennen Milch nur noch in Tütenform, pasteurisiert, homogenisiert und mit standardisiertem Fettgehalt.

Das war nicht immer so. Tatsächlich hat sich die industrielle „Totmilch" erst in einem Jahrhundertprozeß durchgesetzt und dies nur auf Grund massiver agrarindustrieller und staatlicher Interventionen. Es lohnt sich, sich diesen ökonomisch-sozialen Prozeß einmal anzuschauen. Wir wollen dies in den nächsten zwei Kapiteln tun. Wir stützen uns dabei, was die wissenschaftlichen Belege angeht, auf die hervorragende Doktorarbeit von Andrea Fink an der Gesamthochschule Kassel „Von der Bauernmilch zur Industriemilch. Zur Entwicklung und Funktion der Qualitätsnormen bei Milch" (Selbstverlag, Kassel, 1992, Wiesenstr. 11). Von den Unmengen an Milchliteratur, die wir selbst in unserem Archiv gesammelt und gesichtet haben, stellt die Untersuchung von Dr. Andrea Fink die gründlichste, bestdokumentierte und wohl auch die mutigste Arbeit dar, denn die mächtige Milchwirtschaft läßt nicht mit sich spaßen. Soweit nicht ausdrücklich genannt, stammen die in diesem und dem nächsten Kapitel aufgeführten Fakten und Zahlen aus ihrer Arbeit. Wer sich über die Milchfrage wissenschaftlich informieren will, wird an Andrea Finks exzellenter Doktorarbeit nicht vorbeikommen. Wir haben deshalb verzichtet, jedes Zitat mit Seitenangaben auszuweisen.

Im Zeitraum von 1870 bis 1913 macht die Milch, wie Andrea Fink dokumentiert, eine entscheidende Wandlung durch – sie entwickelt sich vom bäuerlichen Urprodukt zur Handelsware: „Kein Bereich bäuerlicher Wirtschaft hat im Verlauf des 19. und 20. Jahrhunderts eine ähnlich starke Wandlung vollzogen wie die Milchwirtschaft. Stellte die Milch für viele Bauern bis Mitte des 20. Jahrhunderts ein Produkt dar, das im Überfluß anfiel und im eigenen Haushalt verwendet werden mußte, war in den Städten die Möglichkeit, Frischmilch und Milchprodukte zu konsumieren, nur in beschränktem Maße gegeben. Die Entwicklung der Verkehrsverhältnisse, der Druck zunehmend schlechter werdender Absatzverhältnisse beim Getreide und die Einführung der Kühltechnik beschleunigten ab 1870 einen Prozeß, der zur Kommerzialisierung der Milch führte." 1906 wurde der „Verband deutscher Molkerei- und Käsereibesitzer" gegründet; Käsereischulen und milchwirtschaftliche Lehrgänge florierten, Milchhändler organisierten die Versorgung der Städte mit der Handelsware Milch. Die Entwicklung war rasant. Noch 1850 konnte Milch, sollte sie nicht verderben, nur drei Meilen weit auf einem Pferdefuhrwerk transportiert werden. Die umfassende Entwicklung des Schienentransports, vor allem seit der Reichsgründung 1871, vergrößerte den Radius auf bis zu 60 Kilometer. Aber selbst eine Industriestadt wie Mannheim beherbergte innerhalb ihres Territoriums 1911 immerhin noch 253 Ställe mit 661 Kühen; sie deckten sechs Prozent des gesamten städtischen Milchbedarfs. Die Reichshauptstadt Berlin bezog sogar noch 1927 rund 17% ihres Milchbedarfs aus städtischen Kuhbetrieben. Andrea Fink: „Bolle, die erste großstädtische Molkerei in Berlin, fuhr allerdings seit 1881 mit eigenen Verkaufswagen die Milch aus. Pasteurisierte Flaschenmilch und rohe Vorzugs- oder Kindermilchen waren zwar erhältlich, aber wesentlich teurer als die bäuerliche Marktmilch."

Mit der Industrialisierung der Milchproduktion durch Großmolkereien entstanden zwei neue Probleme: die Lebensmittelverfälschung und die Seuchengefahr. Durch die Beseitigung der Zunftschranken und die Einführung der Gewerbefreiheit – im avantgardistischen Preußen ab 1810 (Stein-Hardenbergsche Reformen) – wurden die alten Qualitätsnormierungen und Zunftkontrollen erheblich abgeschwächt und der Weg für eine massenhafte gewerblich-industrielle Nahrungsmittelproduktion eröffnet. Die Chemie begann ihren Siegeszug auf dem Nahrungsmittelsektor. Vor allem für die neu entstehenden proletarischen Schichten in den Großstädten produzierten die Nahrungsmittelindustriellen in den Fußstapfen Justus Liebigs Konserven in Massenproduktion: billige Margarine („Kunstbutter"), Kunsthonig, Fertigsuppen („Liebig's Fleischextrakt") und die verhängnisvolle künstliche Kindernahrung.

Bereits 1870 richteten tausende Ärzte, Techniker und Bürgermeister, wie Andrea Fink berichtet, eine Petition an den Reichstag des Norddeutschen Bundes, er möge ein zentrales Gesundheitsamt gründen. Dieses wurde 1875 im neuen Deutschen Reich installiert. 1876 verpflichtete der Reichstag das Reichsgesundheitsamt, zu prüfen, wie ein zu schaffendes Reichsgesetz das Verfälschen von Nahrungsmitteln unterbinden könne, welches „einen erschreckenden Umfang gewinne". Damals begann die unendliche Geschichte des Murks mit der Milch. Andrea Fink: „Als eine der Hauptaufgaben der neu einzurichtenden Lebensmittel-Untersuchungsämter sah die Sachverständigenkommission die Untersuchung der Milch auf ihre Zusammensetzung und Beschaffenheit an. Bei keinem anderen Nahrungsmittel würde ‚Entwertung resp. Verfälschung vor dem Verkauf so häufig beobachtet wie bei der Milch'."

1879 verabschiedeten die Reichstagsabgeordneten das Reichsnahrungsmittelgesetz. Seit dieser Zeit sind Beamte der Gesundheitspolizei resp. der Gesundheits- oder Gewerbeämter befugt, Geschäftsverkaufsräume zu betreten und Proben einzuziehen. Daß jedoch die H-Milch, die industrielle „Totmilch" schlechthin, von keinem Gesundheitsbeamten beanstandet wird – sie gilt ja als ultrahocherhitztes Produkt über jeden Zweifel möglicher „Unreinheit" erhaben –, das zeigt die Problematik dieser an sich unerläßlichen Kontrollmaßnahmen. Entscheidend ist eben die Frage, **was** nach **welchen** Kriterien kontrolliert und gegebenenfalls aus dem Verkehr gezogen wird.

Als Problem Nummer zwei stellte sich die Verhinderung der Seuchenübertragung heraus. Seit der Entdeckung der Bakterien durch Louis Pasteur und Robert Koch verdächtigten die Wissenschaftler die Milch (auf Grund verdreckter Ställe), zur Verbreitung besonders von Typhus und Tuberkulose, aber auch Diphtherie, Cholera und Scharlach beizutragen. Doch bis 1914 gelang es, die wichtigsten Tierseuchen auszuschalten. Aus dieser Zeit stammt der bis heute verbindliche Kanon veterinärmedizinischer Auflagen, der Importkontrollen, der Errichtung kommunaler Schlachthöfe und der gesetzlich vorgeschriebenen tierärztlichen Fleischbeschau. Was sich nicht so leicht beheben ließ, war der erschreckend hohe Tuberkulosebefall des Viehbestandes. Nach Angaben des Reichsgesundheitsamtes wies noch 1910 jedes fünfte geschlachtete Rind (22,5%) Tuberkulose auf. Die Panik war begreiflich. Als Hauptursache der TB-Seuche im Rinderbereich galten enge und schlechte Stallverhältnisse. 1909 verfügte die Reichsregierung daher ein Abgabeverbot unerhitzter Magermilch und anderer Milchrückstände. Bei Kühen mit äußerlich erkennbarer Tuberkuloseerkrankung wurde ein genereller Erhitzungszwang für Milch ausgesprochen. Aus just diesem erstmals verfügten Erhitzungszwang wurde der 1930 im Reichsmilchgesetz – mit der drohenden TB-Übertragung gerechtfertigte – Ermächtigungsparagraph zum Pasteurisierungszwang der Länder für Trinkmilch ...

Ob Louis Pasteur mit seinem „totalen Bakterienkrieg" über das heutige Milchprodukt in Form der ultrahocherhitzten, fade schmeckenden H-Milch glücklich gewesen wäre? Wir wissen es nicht. Wir wissen aber, daß Robert Koch die Verquickung der Milchfrage mit der Tuberkuloseseuche für fragwürdig hielt. Hören wir dazu Andrea Fink: „Nachdem mit dem Typus bovinus – Erreger der Rinder-TB – ein von den Erregern der menschlichen Tuberkuloseerkrankung unterschiedlicher Erreger gefunden worden war, brach ein langer Streit darüber aus, ob der Typus bovinus für den Menschen überhaupt und insbesondere auf dem Nahrungswege virulent werden könnte. Robert Koch selbst stellte die Übertragungshypothese auf dem Londoner Tuberkulosekongreß 1901 in Frage. Er sah eine weitaus höhere Gefahr darin, daß Menschen durch andere Menschen insbesondere an Lungen-TB erkranken können."

Spätestens mit dem Reichsmilchgesetz von 1930 ist das industrielle Leitbild der weißen, sterilen Milch inthronisiert. Die bäuerliche Milch wird damit als minderwertige, unsaubere Milch abgewertet. Milchhygieniker und Bakteriologen betreten die Szene. Sie sprechen von der „heiligen Pflicht, nur bakterienfreie Milch in den Handel zu bringen" (Fink). Verloren gingen bis heute folgende einfachen Erkenntnisse: Daß der Mensch selbst ein Bakterienträger großen Stils ist. Daß jede Mutterbrust bakterienbesetzt ist, dadurch auch die Muttermilch. Daß es „pathogene" und „apathogene" (krankmachende und nicht krankmachende) Bakterien gibt. Daß schließlich jedes menschliche Immunsystem sich in der täglichen, ja sekündlichen Auseinandersetzung mit Bakterien trainieren, bewähren und härten muß. (Der AIDS-Kranke erkrankt, wie neue kritische Forschungen belegen, ja auch nicht an einem bestimmten Killervirus, sondern an seiner eigenen, erworbenen Immunschwäche – an einem immunabwehrstarken Menschen beißt sich AIDS die Zähne aus.) Als Grund für die Erhitzung der Milch wird die Abtötung aller Mikroorganismen genannt. Demgegenüber spricht Prof. Mommsen von Bakterien als Gesundheitserregern. Er weist aufgrund der Forschungen von Rusch darauf hin, daß die Symbiose mit Bakterien zur Erhaltung der Gesundheit nötig ist. Angst vor Bakterien muß nur der haben, der infolge denaturierter Zivilisationskost nicht im Vollbesitz seiner Abwehrkräfte gegen Krankheitserreger ist. Wer eine vitalstoffreiche Vollwertkost genießt und Fabriknahrungsmittel wie Fabrikzukkerarten, Auszugsmehle und Fabrikfette meidet, hat genügend Abwehrkräfte, so daß er sogar ohne Schaden pasteurisierte Milch trinken könnte.

Rohmilch jedenfalls wird seit dem Sieg der Bakteriologen, Milchhygieniker und hochdotierten „milchwissenschaftlichen" (milchwirtschaftlichen!) Lehrstühle mit „schmutzig" und „krankmachend" assoziiert. Daß gerade der Nationalsozialismus mit seinen Begriffen der „Rassenhygiene" den Reinheitsimperativ auch auf die Milch ausdehnte, liegt auf der Hand. Andrea Fink zitiert unter anderem ein Lehrbuch der Milchwirtschaft des Jahres 1937, in dem der Autor Franz Lauterwald betont: „Es ist eben nicht jedermanns Geschmack, mit der gewöhnlichen Rohmilch eine lebende Kultur von Mikroben zu genießen, die bei der üblichen Art der Milchgewinnung im bäuerlichen Betrieb von der Haut und den Haaren des milchgebenden Tieres sowie von den Händen des Melkers und der Stallluft auf die frisch ermolkene Milch herabfallen."

Mit dem gleichen Recht könnte man das Handlesen der Weintrauben im Herbst oder das Anrichten der Speisen mit der bloßen Hand als „schmutzig" und „bakteriell gefährlich" bezeichnen. Warum dann nicht gleich ein Kondom vom Scheitel bis zu den Zehen überziehen?!

Andrea Fink konstatiert: „Bakterien werden zu den a priori (von vornherein – M. O. B./M. J.) störenden und daher zu beseitigenden bzw. zu vermeidenden Verunreinigungen und potentiellen Krankheitserregern erklärt. Sauberkeit und Keimfreiheit werden als Ziele formuliert, um eine ‚Rationelle Milchwirtschaft' aufzubauen." Und: „Im wissenschaftlichen Leitbild der weißen, sterilen Milch drückt sich nicht nur das Kontrollbedürfnis einer bestimmten Gruppe, d. h. männlicher Wissenschaftler und Hygieniker, gegenüber der als bedrohlich weiblich empfundenen Milch aus, sondern auch ein allgemein gestiegenes gesellschaftliches Kontrollbedürfnis."

Zur gleichen Zeit gibt es aber auch noch ernstzunehmende Bestrebungen, das Hauptgewicht des Kampfes um saubere Milch an ihrer Produktionsstätte selbst, den Viehställen, zu führen. Die Ausführungsverordnungen zum Milchgesetz (AVO) von 1931 formulierten, wie Andrea Fink dokumentiert, reichseinheitliche Hygieneanforderungen an die bäuerlichen Betriebe: „So sollten Ställe hell und leicht zu reinigen, die Fußböden und Jaucherinnen wasserundurchlässig sein. Tiefställe waren genehmigungspflichtig (!), die Wände sollten zweimal jährlich gekalkt, die Euter sollten vor dem Melken gereinigt und kranke Kühe gesondert gemolken werden (§§ 14–17). Die Melkkammer und Milchverkaufs- sowie -lagerräume durften nicht mit dem Stall in unmittelbarer Verbindung stehen, nicht als Wohn- oder Schlafräume genutzt sein, und es durften darin keine Haustiere gehalten werden. Die Milchverkaufsräume sollten zusätzlich in Höhe von 1,50 m gefliest bzw. mit abwaschbarem Anstrich versehen sein (§ 18). Es durfte Milch nicht mehr in Holzgefäßen befördert werden, die Gefäße und Kannen sollten nicht erheblich verbeult und mit ,übergreifenden Deckeln' versehen sein (§ 19)."

Vor diesem Hintergrund des – bitter notwendigen – Kampfes um hygienisch unbedenkliche Ställe forderte selbst der bereits genannte Milchwissenschaftler Franz Lauterwald „rohe **und** pasteurisierte Milch". Am spannendsten ist wohl die Stellungnahme M. Seelemanns, die Andrea Fink mit detektivischem Gespür recherchierte. Der Leiter des Bakteriologischen Instituts der Preußischen Versuchs- und Forschungsanstalt zog aus dem Problem der Seuchenverbreitung 1937 auf dem 11. Weltmilchkongreß in Berlin folgenden differenzierten Kompromißschluß: „Also ergibt sich hieraus die Notwendigkeit einer Pasteurisierung der Milch, bis die Verhältnisse am Orte der Milcherzeugung den hygienischen Belangen entsprechen. Erst dann sollte eine Rohmilchversorgung eintreten, vorausgesetzt, daß eine ausreichende laufende Überwachung des Gesundheitszustandes der Milchtiere gewährleistet ist." Andrea Fink beleuchtet die Sollbruchstelle des Murks mit der Milch scharf:

„Sie (Lauterwald und Seelemann – M. O. B./ M. J.) sahen die Pasteurisierung der Milch als einen pragmatischen Weg an, der so lange gegangen werden müßte, bis die (aus ihrer Sicht heraus) hygienischen Zustände der bäuerlichen Milchgewinnung und der Milchvermarktung so verbessert seien, daß man wieder zur Rohmilch übergehen könne." Diesen Satz muß man zweimal lesen, so ungeheuerlich ist er: Die Pasteurisierung der Milch wird hier als **Not- und Übergangslösung** gedacht, nicht als Dauerlösung!

22

Was besagt diese Feststellung für heute? Sind die blitzenden, „industriellen" Massenställe heutiger Milchbauern nicht längst tuberkulose- und typhusfrei? Würde – beim heutigen Stand der Tiermedizin und der veterinärmedizinischen Kontrolle – nicht ein Landwirt jeden verklagen, der ihn allen Ernstes der Führung eines verseuchten Kuhstalls beschuldigte! Und doch wird der Pasteurisierungszwang in der Bundesrepublik Deutschland aufrechterhalten, obwohl die Seuchen Tuberkulose und Typhus längst erfolgreich bekämpft sind! Ja, das Bundesgesundheitsamt kam in einem Gutachten 1984 zu dem Ergebnis, so Andrea Fink, „daß die Gefährdung des Menschen durch den Verzehr von Vorzugsmilch (Rohmilch) gering sei".

Andrea Fink präsentiert darüber hinaus ein weiteres, beweiskräftiges Fundstück aus der Feder des Milchwissenschaftlers M. Busse – einen Hinweis, den wir beim Gießener „Milchpapst" Prof. Edmund Renner und seinen Aposteln natürlich vergeblich suchen: „Busse kommt in einem Gutachten über den Wert der Rohmilch zu dem Schluß, daß der Vorteil der pasteurisierten Milch zwar in der Keimzahlreduzierung und in der Abtötung möglicher Krankheitserreger liege, dieser Vorteil aber ‚im wissenschaftlichen Schrifttum gelegentlich überschätzt (wird), weil (...) von heutiger Rohmilch (in Industrieländern) längst nicht mehr die Gefährdung früherer Zeiten' ausginge. Außerdem könnten Krankheitserreger durch Rekontamination auch in pasteurisierte Milch gelangen. Es verfestige sich zudem in den letzten Jahren die Einsicht, so Busse an anderer Stelle, daß ‚Molkereianlagen oft ein bewegtes mikrobiologisches Innenleben' haben können. Wenn man dies bedenke, so Busse, ‚wird man wohl zu dem Schluß kommen müssen, daß wir bisher die Zuverlässigkeit von blitzenden Anlagen beträchtlich überschätzt haben'."

Als ob es all diese Probleme rund um die Industriemilch nicht gäbe, tönt der Gießener Milchprofessor Edmund Renner seit Jahr und Tag vollmundig vom Segen der ultrahocherhitzten H-Milch. Wo immer die Milchwirtschaft einem Kritiker aufs Maul schlagen will, ist der eilige Renner mit Empfehlungen und „wissenschaftlichen Gutachten" zur Stelle. Anfang der 80er Jahre bereits – die H-Milch war rund zehn Jahre eingeführt – präsentierte Renner ein Gutachten in Massenauflage unter dem Titel „Qualität von ultrahocherhitzter Milch im Vergleich zu pasteurisierter Milch". Gegen H-Milch, so befand der Milchlobbyist auf dem Lehrstuhl, gäbe es keine ernst zu nehmenden Bedenken. Renners H-Milch-Alibi erschien pikanterweise im „AID-Verbraucherdienst", „herausgegeben vom Auswertungs- und Informationsdienst für Ernährung, Landwirtschaft und Forsten, Postfach 200708, 5300 Bonn 2, mit Förderung durch den Bundesminister für Ernährung, Landwirtschaft und Forsten".

Für Schüler, Lehrer und Mütter gibt die Milchlobby Millionenbeträge an Glanzbroschüren und Overheadfolien in kostspieliger Aufmachung aus. Schließlich sind vor allem Kleinkinder und Jugendliche die profitversprechendsten Kunden. „Kinder und Jugendliche sollten täglich einen halben Liter Milch trinken, in entsprechender Menge Milchprodukte wie Käse, Quark und Joghurt essen", empfahl Renner allen Ernstes bei einer Telefonaktion der Hamburger FERNSEHWOCHE im Frühjahr 1990. Das entspräche 600 Miligramm Calcium, wovon der Knochenmann Mensch mindestens 800 mg täglich brauche. Was den Calcium-Rummel der Milchkonzerne angeht und ihr virtuos inszeniertes Programm der Milchschulspeisung, so werden wir im weiteren darüber aufklären.

Sie merken schon, lieber Leser, der Weg von der Rohmilch zur Totmilch ist ein wahrer Krimi, sozusagen mit Mördern und (Milch)leichen. Wo ein Franz Josef Strauß, ein Boris Becker, der Dallas-Bösewicht J. R. Ewing und das Schnapsnäschen Harald Juhnke für die Werbung mit dem Milchglas posieren, da geht es um mächtige Wirtschaftsinteressen.

Das Milliardengeschäft mit dem weißen Saft: Das Milchbusiness von 1945 bis heute

> „In der Stadt braucht man weniger Kühe als auf dem Land. Hier geht man in den Supermarkt und kauft Milch in der Tüte."
>
> *Stilblüte aus einem deutschen Klassenzimmer*

Noch während der 50er Jahre verfügten, wie Andrea Fink belegt, Bauern und Bäuerinnen über fast ein Drittel ihrer erzeugten Milch. Ein Zehntel ihrer Milch verkauften sie frisch vom Hof als Trinkmilch, Butter oder Quark. Das war den Großmolkereien und staatlichen Instanzen ein Dorn im Auge. Unter Hinweis auf die Kieler Milch-Versuchs- und Forschungsanstalt bemerkt Andrea Fink bitter: „Der Hinweis der Kieler Gutachter von 1949, daß im Unterschied zur Zwangswirtschaft unter nationalsozialistischer Herrschaft jetzt ‚die freiwillige Mitarbeit der Erzeuger, der be- und verarbeitenden Betriebe und des Handels zum Tragen kommen' und auch ‚Vertreter der Verbraucherschaft zu Wort kommen' sollten, blieb Wunschdenken." Übergehen wir die zwei Jahrzehnte während Auseinandersetzung um das

Direkt- und Selbstvermarktungsverbot in der Bundesrepublik. Tatsache ist, daß die direktvermarktenden Erzeuger als Außenseiter und unsichere Kantonisten diffamiert und bis heute weitgehend ausgehebelt wurden.

Sowohl die Milchproduktion wie die Konzentration der bäuerlichen Betriebe und Molkereien nahm rapide zu. Bis 1967/68 stieg die Milchproduktion im Vergleich zu 1950 auf 22 Millionen Tonnen, und die Hälfte der Milchbetriebe blieben auf der Strecke (A. Fink). Immer weniger Betriebe erzeugen immer mehr Milch. Das Milchgeschäft mutierte zum Big Business: „Mit einem Gesamtumsatz von 8 Mrd. DM bildeten die Molkereiunternehmen 1965 die umsatzstärkste Branche der Ernährungsindustrie (Gesamtumsatz 53 Mrd. DM). Am Bruttoproduktionswert der Nahrungsmittelindustrie standen sie bereits 1953 mit 25% an erster Stelle." Die durchschnittliche Jahresmilchleistung einer Kuh wird dabei permanent gesteigert. Sie kletterte von 3771 kg im Jahre 1968 auf 4824 kg im Jahre 1983. Hochgezüchtete Tiere bringen heute schon über 9000 Liter im Jahr. In Israel werden bereits Kühe – ohne künstliche Hormone? – mit einer Jahresbestleistung von 14000 Litern gezüchtet. Die Milchfabrik auf vier Beinen ist der Traum vor allem amerikanischer Gentechniker; sie vermarkten seit 1994 das BST-Hormon und dienen, trotz eines Proteststurms der Verbraucher, den US-Farmern die Utopie von Ställen voller Turbokühe an. Darüber berichten wir an späterer Stelle. Ist die industrielle Normierung der Kühe und Bullen nur ein Alptraum aus der „Schönen Neuen Welt" (Huxley)? Leider nein.

Andrea Fink macht in diesem Zusammenhang auf eine gefährliche Entwicklung der deutschen Züchterideologie aufmerksam, die sich einseitig an der Leistungssteigerung orientiert und den manipulierenden Eingriff in die Natur oder „Schöpfung" unterschätzt. Andrea Fink: „In Frage gestellt werden müßte vor allem auch die Hochleistungsorientierung in der Zucht, welche die einst breite genetische Basis der Tiere durch künstliche Besamung verengt und letztlich ‚auf den Kopf' gestellt hat. So standen 1985 in der BRD den 5,8 Millionen künstlich besamten Kühen nur 5000 Bullen in den Besamungsstationen gegenüber, von denen wiederum nur 2% zur Erzeugung der nächsten Bullengeneration ausgewählt werden. Die zur Fortpflanzung herangezogenen HF-Bullen stammen dabei von fünf Linien ab. Zur Stützung dieser gezüchteten Hochleistung ist ein wachsender Bedarf an Technik sowie chemischer, biologischer und pharmazeutischer Mittel notwendig." Die Expertin warnt: „Die breite Varianz der Kuhrassen war die Voraussetzung für die erfolgreiche Zucht auf Höchstleistung. Wenn diese Varianz weiter verschwindet, letztlich einer Superkuh Platz macht, dann gibt es nichts mehr, worauf zurückgegriffen werden könnte. Das bedeutet auch das Ende einer Reaktionsfähigkeit auf sich verändernde Bedingungen, denn der Erfolg lebender Systeme resultiert aus ihrer ‚evolutionären Fehlerfreundlichkeit‘ (C. von Weizsäcker). Erst der schöpferische Gebrauch von Fehlern ergab die Tüchtigkeit des Überlebens. Wenn die Selektion auf wenige Tüchtige erfolgt, bricht die Evolution in diesem Sinne ab, ohne daß wir wissen, ob die Tüchtigen von heute auch noch die Tüchtigen von morgen sein können. Das kann nur durch (genetische) Vielfalt erreicht werden.“

Uns kommt bei dieser kalt technischen Leistungs- und Effizienzideologie gegenüber Tieren das warnende Wort des alten Goethe von 1829 in den Sinn: „Ich war öfters mit der Natur im Streite, aber ich habe immer damit geendet, sie um Pardon zu bitten. Wenn ich mit einem Menschen disputiere, so bin ich niemals ganz sicher, wer von uns beiden recht hat, aber im Streite mit der Natur weiß ich von vornherein, daß sie es ist, die recht hat.“

Die faktische Monopolstellung der Großmolkereien führt auf der Seite der Bauern zum Verfügungsverlust über ihre eigene Produktion. Praktisch sind die Bauern an die Molkereien gebunden. Wie sehr die bäuerlichen Erzeuger dabei um Liter-preise kämpfen müssen, zeigt beispielhaft die Selbstorganisation sächsischer Milchbauern gegen den berühmt-berüchtigten Milchmonopolisten Müller, über den wir an späterer Stelle exemplarisch berichten. Mit Ausnahme der Vorzugs-milch ist die Selbstvermarktung heute verboten. Bei der Ab-Hof-Abgabe schrecken scharfe Hygie-neauflagen wohl nicht zufällig den biologisch be-wußten Bauern ab. Das Wort vom freien Bauern-stand geht einem beim Stand heutiger industrieller Nahrungsmittelproduktion, knebelnder Absatz-verträge, vorgeschriebener Produktlinien, EU-Steuerungspolitik, Bankenabhängigkeit, Zinstil-gungen und Hypothekendruck ohnehin nicht mehr leicht von den Lippen.

Die Bundesrepublik ist ein Land gezielter Milchüberschüsse geworden. Diese können nur über die massive Exportpolitik der EU, früher EG, am Weltmarkt abgesetzt werden. Andrea Fink: „Der Milchexport der EG vervierfachte sich zwischen 1975 und 1980 auf rund 20 Millionen Tonnen (Milchäquivalente), und es wurden Ab-satzmärkte für Butter in der UdSSR, für Milch-pulver und Kondensmilch in den Entwicklungs-ländern sowie für Käse in den südostasiatischen und den ölexportierenden Ländern erschlossen.

30

1980 erhielt die EG weltmarktbeherrschende Anteile bei Vollmilchpulver (66%), Kondensmilch (71,5%), Butter (61,2%) und Käse (47,5%). Zugleich jedoch stellten (1981) die Erstattungssubventionen 89% des Ausfuhrwertes der Milch dar." Und: „Am Exportgeschäft beteiligte sich zunehmend die deutsche Molkereiwirtschaft, und schließlich avancierte die BRD nach den Niederlanden zum zweitgrößten Butterexporteur der Welt ... 1986 hing bereits die Existenz jedes siebten Milcherzeugers vom Exportgeschäft ab. Am Exportgeschäft beteiligt sind sowohl einzelne große Molkereiunternehmen wie multinationale Konzerne (Nestlé, Unilever), überregionale Absatzzentralen der Molkereien bzw. das Deutsche Milchkontor oder auch der private Exportgroßhandel." Gleichzeitig schrumpfte die Zahl deutscher Molkereien von 2758 im Jahr 1960 auf 584 im Jahr 1981. Der Prozeß geht seitdem weiter.

Die Milch degeneriert im Zeichen dieses gewaltigen milchindustriellen Komplexes zum bloßen „Rohstoff", zur an sich ungenießbaren „Ausgangsbasis" fabrikatorischer Produktion. Laut A. Fink gaben alle Bundesländer, bis auf Niedersachsen, die jahrhundertelang gepflogene Geruchsprobe der Milch auf! Fazit: Die Milch muß sich der industriellen Fertigung anpassen, nicht ihre handwerkliche Verarbeitung den bäuerlichen

Erzeugungsbedingungen. Das Dogma „Bakterienarmut" bewirkt das Schisma, die radikale Trennung zwischen Bauer und „Milchfabrik". Auch hierzu liefert Andrea Fink ein Fundstück, das offenherzige Bekenntnis von K. Fessen, Direktor der Schwarzwaldmilch GmbH, Offenburg, aus dem Jahre 1978: „Die Trennung der Produktion von der Milcherzeugung bietet die Möglichkeit zu einem zeitlich vom Rohstoffeingang unabhängigen Arbeitsprozeß. Die Erniedrigung der Rohmilchkeimzahl und die dadurch verbesserte Lagerfähigkeit der Rohmilch ist ein echtes Qualitätsproblem. Die Milchwirtschaft ist gezwungen, das Problem einer verbesserten Haltbarkeit der Rohmilch zu lösen."

Die Konzentration der Milchwirtschaft ist unaufhaltsam. Bereits 1970 hielten die zwanzig größten der damals den Markt bedienenden Trinkmilchhersteller die Hälfte des Absatzes (A. Fink). Mit Kooperationen, Kapitalbeteiligungen und Marketingverbund vernetzen sich immer stärker die einzelnen Unternehmen, ohne daß das Berliner Kartellamt eingreifen könnte. Mit der Einführung des Selbstbedienungsprinzips Anfang der 60er Jahre welkten die Tante-Emma-Läden und kleinen Milchgeschäfte dahin. Die Einführung der Datenkassen Ende der 70er Jahre beschleunigte die Marktdominanz der sogenannten Discounter, also der Supermärkte. Gerade die Marketingstrategen der Supermärkte und Kaufhäuser drängten auf lange Haltbarkeit, gute Transport- und Stapelfähigkeit, kurz industrielle Normierung der Milch. Noch 1971 kam immerhin ein Drittel der Milch im Loseverkauf zum Verbraucher. Das und nichts anderes ist die Geburtsstunde der Tütenmilch und der H-Milch.

Die Industriemilch ist ein Danaergeschenk der 60er Jahre. An die Stelle der bis dahin praktizierten offenen Milchabgabe in die Milchkanne oder die Flaschenfüllung trat die Milchwegwerftüte. Zur gleichen Zeit gelang es den Milchtechnikern, die Milch mittels Dampfinjektion auf sechs Wochen zu konservieren – H-Milch steht für „haltbar", nicht, wie meist fälschlich angenommen, für „homogenisiert" – und aseptisch arbeitende Füll- und Verschließaggregate zu konstruieren. 1963 wurde die erste H-Milch-Tüte praktiziert, 1968 das Verfahren der Ultrahocherhitzung zugelassen. Jetzt endlich, so frohlockten die Großmolkereien, konnte die Milch nach dem Vorbild Chemie in komplexen Prozeßsteuerungen mit integrierter EDV bis hin zu Absatz, Transport, Verwaltung und Organisation massenproduziert werden. 1980 wurde bereits jeder zweite Liter als H-Milch auf den Markt geworfen. Um Gesundheitserwägungen scherten sich die Marktstrategen, die Milchwissenschaftler mögen uns das harte Wort verzeihen, einen Dreck. Dr. Andrea Fink bemerkt dazu ebenso knochentrocken wie treffend: „Die H-Milch ist ein Produkt des überregionalen Handels und der Discounter, da sie stapelbar, wochenlang haltbar und damit auch besser planbar und transportierbar ist. Ihr ‚Siegeszug‘ vollzog sich daher im Verbund mit dem Aufstieg der Discounter während der 70er Jahre.“

Aber wie raunt Prof. Renner in einer „Information des Ceres Verlages Rudolf-August-Oetker KG, Bielefeld“ (ohne Jahresangabe) vollmundig über die „Hochwertigkeit der modernen H-Milch“:

- „H-Milch wird in einem nur wenige Sekunden dauernden Prozeß keimfrei gemacht, so daß sie über Wochen oder gar Monate hin ohne Kühlung aufbewahrt werden kann.
- Die Vitamine der Milch werden bei diesem Verfahren schonend behandelt. Milchfett und Mineralstoffe bleiben voll erhalten.
- Das Eiweiß, ein sehr wertvoller Milchbestandteil, ist bei der H-Milch sogar leichter verdaulich. Dadurch wird der Organismus weniger mit ermüdender Verdauungsarbeit belastet.“

Von wegen Bewahrung der Vitamine und leichterer Verdaulichkeit der H-Milch! In Wirklichkeit

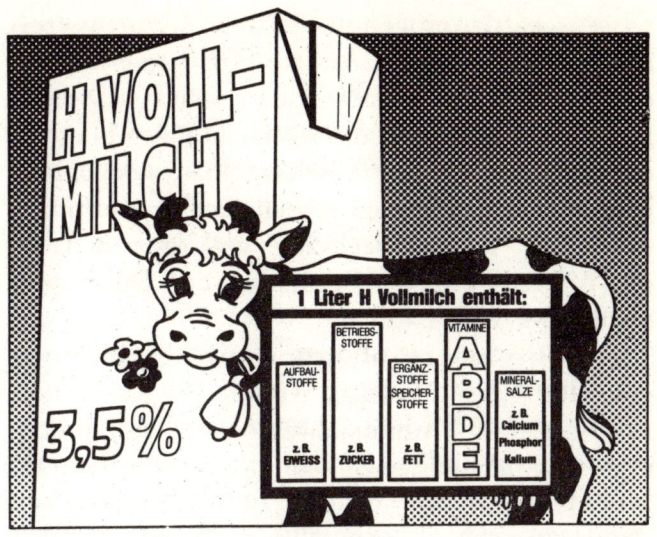

VORURTEILE BESEITIGT eine Untersuchung der Universität Gießen. Bislang glaubten viele Verbraucher, daß durch das Ultrahocherhitzen der Milch die Vitamine zerstört würden und H-Milch deshalb weniger gesund als pasteurisierte Frischmilch sei. Die Wissenschaftler weisen nach, daß die wichtigen Eiweißbausteine nicht nur erhalten bleiben, sondern daß sie sogar noch leichter verdaulich werden. Auch die Mineralstoffe bleiben unverändert.
Authentische H-Milch-Propaganda. Aus: „Winsener Anzeigen", 20. 11. 1984

handelt es sich bei der Durchsetzung des Konservenprodukts H-Milch um eine der erfolgreichsten Marketingstrategien der jüngeren deutschen Nahrungsmittelgeschichte. Auch hier nennt Andrea Fink die „facta bruta", die harten Tatsachen und

Zahlen: „1970 waren von 2,9 Mio. t Konsummilch 97000 (d. h. 3,3%) H-Milch. Bereits sieben Jahre später, 1977, hielt die H-Milch einen Marktanteil von 40%. Die frische Vollmilch ging um 60% auf 1,6 Mio. t zurück. 1974 verkauften die Discounter 55% und 1980 56% der H-Milch. Marktführer ist nach wie vor Aldi mit 40% des gesamten H-Milchabsatzes. Der ‚Siegeszug' der H-Milch hing nicht nur mit ihrem Preisverfall und ihrer ‚günstigen' Haltbarkeit zusammen, sondern auch mit der Ausdünnung der Ladengeschäfte."

Die hochentwickelte Automation in der Produktion von Industriemilch erfordert gleichsam einen physikalisch, chemisch und bakteriologisch standardisierten, gleichmäßig zu verarbeitenden „Rohstoff". Das bedeutet das Ende der biologisch natürlichen Bauernmilch. Ein Nahrungsmittel, das sich wie die H-Milch auch bei wochenlanger Aufbewahrung nicht mehr ändert, ist ebenso wenig natürlich wie die amerikanische, genbehandelte „Anti-Matsch-Tomate", auch „Wurfgeschoßtomate" genannt. Oder was würden Sie, lieber Leser, von einer Gurke halten, die drei Monate auf Ihrem Küchentisch läge und nicht schimmelte?

Wir werden in unserer Untersuchung noch ausführlich darauf zu sprechen kommen, wie der Industriezugriff auf die Milch, insbesondere bei der H-Milch-Erzeugung, die Milch systematisch vermurkst. Als Verfechter der Vollwerternährung mag uns mancher vielleicht nicht so recht über den Weg trauen. Deshalb geben wir an dieser Stelle zum Komplex „strukturelle Veränderung der Milch" durch fabrikatorische Bearbeitung Andrea Fink als unverdächtiger Kennerin der Materie ausführlich das Wort: „Milch befindet sich bei 38 Grad Celsius, also im Moment der Gewinnung, in ihrem natürlichen Zustand. Jede Veränderung der chemisch-physikalischen Umweltfaktoren, insbesondere der Temperatur, hat ... daher Auswirkungen auf das Gleichgewicht dieses hoch-komplexen biologischen Systems."

Andrea Fink arbeitet den historisch bedeutsamen Unterschied zwischen der Behandlung der Milch in der Vergangenheit und der Gegenwart heraus: „Die geringe mechanische und thermische Belastbarkeit war schon lange bekannt. So wurde früher weitaus stärker auf eine schonende Behandlung der Milch geachtet als heute. Molkereien machten u. a. den Landwirten die Auflage, Milch nur auf besonders gefederten Fahrzeugen zu transportieren. In Emmentaler Käsereigebieten war es einst auch aus diesem Grund verboten, die Milch zur Käserei zu fahren. Sie mußte dorthin getragen werden, und nach dem Schweizer Milchregulativ von 1950 durfte die Beförderung der Käsemilch nur unter besonderen Vorsichtsmaßnahmen und mit Hilfe gut gefederter, gummibereifter Fahrzeuge geschehen."

Wie sieht es am Ende des 20. Jahrhunderts aus? Andrea Fink leuchtet mitten in die Problematik der Übertechnisierung hinein: „Heute ist die Milch sowohl großen mechanischen Belastungen als auch starken Temperaturveränderungen ausgesetzt. Beides führt, in Kombination mit der veränderten Keimflora, zur Destabilisierung des Fettes und des Eiweißes und damit zu typischen Fettfehlern wie Lipolyse, d. h. Fettspaltung bzw. Ranzigkeit, und der Fettoxydation. Verminderte Fettausbeute und Verarbeitbarkeit, schlechter Geschmack und geringere Haltbarkeit der wichtigsten Milchprodukte sind die Folgen." Weiter: „Die mechanische Belastung der Milch beginnt beim Melken und setzt sich fort im Rühren der Milch während der Lagerung, dem Pumpen und Absaugen in den Tankwagen, im Schütteln während des Transportes hin zur Molkerei. Durch die zunehmende Mechanisierung und Automatisation der Verarbeitung, durch das Zentrifugieren, Pumpen und Fließen durch zahllose Rohrleitungen und Ventile sowie durch das Rühren in den Lagertanks, ist die Milch dort weiteren turbulenten Strömungen sowie starken Scherkräften ausgesetzt. Diese führen zu einer Deformation der Fettkügelchen und zur Schädigung der umhüllenden

Membran. Es kommt zum Austritt freier Fette. Die Membranhaut bricht insbesondere dann leicht auf, wenn die Fettkügelchen durch Schaumbildung mit der Luft in Berührung kommen, was leicht beim Ansaugen und Rühren passiert."

Auch die anscheinend so harmlose Kühlung hat es in sich. Andrea Fink: „Durch Kühlung verstärkt sich der Austritt freien Fettes. Beim Herabkühlen des körperwarmen, bei 38 °C synthetisierten Fettes auf 6–8 °C, oder gar bis zu 4 °C, kommt es zu Kristallisationen im Fett und zu seiner Fraktionierung. Die Bindungsverhältnisse des Fettes zur Membran verändern sich, Hüllensubstanzen wandern ins Serum ab, und Proteine lagern sich an der Oberfläche der Kügelchen an. Diese Umstrukturierungen in der Fettkügelchenmembran machen das Fett labiler für Wirkungen von Luft, Strömungen und Scherkräften. Freies Fett tritt aus. Ungeschützt unterliegt es leichter der Fettspaltung (Lipolyse) und der Oxydation. Wird z. B. gekühlte Milch wieder leicht erwärmt, wie es beim Zugießen des nächsten Gemelks üblich ist, begünstigt dies die Fettspaltung. Ranzigkeit ist daher ein typischer Fehler gekühlter Milch."

Bleibt das Schmerzenskapitel des Big Milchbusiness, die Verschlimmbesserung der Milch durch hohen technisch-apparativen und medizinischen Aufwand sowie die Schadstoffvergiftung der Weiden. Kritiker bemängeln seit langem, daß die Melkmaschinen häufigere Eutererkrankungen verursachen im Gegensatz zur Handmelkung. Das ist keine Kleinigkeit. Schon 1986 schätzten Landwirtschaftskenner den durch Euterkrankheiten gesamtwirtschaftlich entstandenen Schaden in der BRD auf etwa eine halbe Milliarde DM (Fink). Die gegen die Euterentzündungen (Mastitiden) eingesetzten Chemotherapeutika, vor allem Antibiotika, finden sich immer wieder und trotz der milchgesetzlich vorgeschriebenen (aber nicht eingehaltenen) 5-Tage-Wartefrist als Rückstände in der Milch. Wir Konsumenten, insbesondere unsere Kinder, trinken dann diese, allergische Reaktionen auslösende und die Immunabwehr schwächende verseuchte Milch! Über den Transfer von Giften, Schwermetallen und Arzneimitteln über das Futter in die Milch zum Menschen werden wir noch berichten. Es gibt trotz aller gegenseitiger Versicherungen der Milchindustrie keine absolute Rückstandsfreiheit der Milch. Null-Werte sind eine Illusion.

Geben wir auch hier abschließend noch einmal Andrea Fink über die Folgen der agroindustriellen Milchproduktion von heute das Wort: „Mit der Einführung intensiver landwirtschaftlicher Produktionsverfahren kam es seit den Nachkriegsjahren, verstärkt jedoch seit Beginn der 70er Jahre, zu einem systematischen Einsatz von Giften in Form von Pestiziden und Arzneimitteln. Die eingesetzte Wirkstoffmenge an chemischen Pflanzenbehandlungsmitteln stieg allein von 1970 bis 1979 um das zweieinhalbfache und blieb seither im Niveau etwa gleich. In der Milch finden sich vor allem die fettlöslichen und äußerst persistenten (hartnäckigen – M. O. B./M. J.) Kohlenwasserstoffe wie DDT und Lindan wieder, die zur Ektoparasitenbekämpfung an den Tieren selbst und als Insektizide im Stall verwendet werden. Auch Tierarzneimittel, insbesondere Antibiotika und Chemotherapeutika zur Mastistherapie, werden systematischer und häufiger angewandt und tauchen als Hemmstoffe in der Milch wieder auf."

Nun möchte man als Laie an die pingeligen deutschen Kontrollregelungen glauben. Aber wie wir alle wissen, werden sie längst unterwandert – durch die Importe. Andrea Fink bestätigt diesen Sachverhalt wie folgt: „Kraftfutter und insbesondere die eiweißreichen Importfuttermittel waren (und sind es noch) die Voraussetzung für die enorme Steigerung der Milchleistung und die Ausdehnung der Milcherzeugung. Seit den 50er Jahren wird dort achtmal mehr verfüttert. Die nahezu ungebremste Anwendung von Pestiziden in den futtermittelexportierenden Ländern der

‚Dritten Welt' bringt aber die teilweise hier verbotenen Gifte wieder zurück in die Milch."

In diesem Kontext fällt uns eine Beobachtung ein, die wir selbst auf den Kanarischen Inseln gemacht haben. Aus manchen Bioläden kannten wir die kleinen kanarischen Bananen mit ihrem herrlich würzigen Geschmack. Weil sie nicht dem Ideal der langgezüchteten Chiquita-Banane der United Fruit Company (des US-Konzerns in Lateinamerika) entsprechen – und wohl auch infolge internationaler Marktregelungen – setzen sie sich bei uns nicht durch. Auf den Kanaren aßen wir diese Bananen mit Hochgenuß, erfreut über ihre „Unberührtheit". Wie verblüfft und erschrocken waren wir dann, als wir an den Plantagen die Reklameschilder des giftigen Pflanzenschutzmittels „Furan" entdeckten. Von einem dort praktizierenden deutschen Mediziner hörten wir, daß in der Zeit der Furan-Bespritzung die Plantagenarbeiter reihenweise die Ärzte wegen brennender und verätzter Augen aufsuchen...

Selbst die angebliche „Frische" der Milch hält einer kritischen Überprüfung nicht stand. Milch ist nämlich im Sinne der gesetzlichen Milchdefinition solange frisch, solange sie nicht sauer ist und sich eine bestimmte Zeit hält, ohne sauer zu werden. Wie die Molkereien und die hohe Justiz mit dem Qualitätskriterium „Frische" umgehen, das

42

enthüllen wir in einem der folgenden Kapitel über das skandalöse Koblenzer Frischmilchurteil. „Die Menschen sterben nicht", kritisierte der Vegetarier Bernard Shaw einmal, „sie bringen sich um." Die Bauernmilch paßt den industriellen Food-Designern nicht mehr in die High-Tech-Küche. Andrea Fink: „Über eine gesetzlich verfügte Ermächtigung, daß Milch nur noch pasteurisiert zum Konsumenten gelangen dürfe, übergibt man nach 1945 diese Aufgabe endgültig den Molkereien. Damit jedoch wird die bäuerliche Milch zur Roh- und zur Industriemilch."

Der Heimatdichter August Auzinger rühmte in seinem Gedicht „Lauter sei uns die Milch..." den weißen Saft als göttlichen Nektar. In der letzten Strophe seines enthusiastischen Poems warnte der Milchfreund emphatisch:

„Hütet den Trunk des Olymps und laßt seine Güte
nicht mindern,
Mag auch im Wandel der Zeit dieses und jenes
geschehen.
Nimmer verändert die Bahn, die auf ein Höheres
weist!
Lauter sei uns die Milch, wie sie dem Quellgrund
entspringt.
Quält man aber ihr Sein, wird auch das Leben
entfliehn,

43

Denn jegliche Kraft schwindet hin, die kein Ewiges lenkt."

Würden wir dem toten Dichter eine Tüte noch „toterer" H-Milch auf die letzte Ruhestätte stellen, dann rotierte er höchst lebendig im Grabe. Vor Entsetzen.

„Ungeheuer technische Fortschritte
hat der Mensch gemacht.
Er hat das Gesicht der Erde
verändert.
Die schwerste Aufgabe
liegt jetzt vor ihm:
Die vergewaltigte Natur
wieder herzustellen."
Prof. Dr. med. Werner Kollath

Muttermilch: Gesundheit
Kuhmilch: Ekzeme, Infekte, Bronchitis

Das Gedeihen und die Entwicklung von menschlichen Säuglingen ist angeblich ohne Milch kaum denkbar. Zwar hat der bekannte Kinderarzt Prof. Czerny in seinen Vorlesungen an der Charité in Berlin von den Versuchen berichtet, daß man Säuglinge statt mit Milch mit Erwachsenenernährung aufzog und diese prächtig gediehen. Natürlich war diese Nahrung säuglingsgerecht in flüssiger bzw. breiiger Form verabreicht, da der Säugling ja noch keine Zähne besitzt. Vom ernährungsphysiologischen Standpunkt aus ist nur entscheidend, daß die Nahrung die Nährstoffe Eiweiß, Fett und Kohlenhydrate und außerdem die biologischen Wirkstoffe, die heute als Vitalstoffe zusammengefaßt werden, enthält. Der notwendige Gehalt an Nähr- und Wirkstoffen ist für den Säugling und für den Erwachsenen gleich.

Vom zoologischen Standpunkt aus gehört der Mensch zu den Säugern. Das Grundnahrungsmittel ist für alle Säugetierarten dasselbe, nämlich die Milch. Jedoch ist die Milch für jede Tierart in ihrer Zusammensetzung für diese Art spezifisch. Und so erzeugt die Menschenmutter Menschenmilch

für ihren menschlichen Säugling, die Kuh Kuhmilch für ihr Kalb, das Schaf Schafmilch, die Ziege
Ziegenmilch. Der artspezifische Unterschied liegt
nicht in den Kohlenhydraten und Fetten, sondern
in dem Eiweiß. Das Eiweiß ist der spezifische
Träger des Lebens. Beim Blut ist es deutlich und
bekannt, daß selbst bei derselben Art, z. B. beim
Menschen, das Blut jedes einzelnen Menschen spezifische Eigenschaften hat. Es kann nicht wahllos
von einem Menschen auf den anderen übertragen
werden. In ähnlicher Weise ist auch die Milch bei
den einzelnen Säugetierarten in spezifischer Art
verschieden.

Es ist bekannt, daß viele Säuglinge beim Übergang auf Tiermilch mit Krankheitserscheinungen
reagieren, vor allem mit Hautausschlägen und
Schwellung der Lymphknoten. Dies äußert sich
auch in der bekannten Infektanfälligkeit. Säuglinge und Kinder erkranken noch nicht an den
spezifischen Erkrankungen des Erwachsenen, wie
Herzinfarkt, Ablagerungskrankheiten, Steinbil-
dungen in der Gallenblase und im Nierenbecken,
Stoffwechselstörungen wie Fettsucht und Zucker-
krankheit. Sie erledigen die zugemuteten Belastungen durch Kuhmilch mit einer relativ raschen,
sinnvollen Reaktion der Haut und Schleimhäute.
Dadurch, daß sie Hautausschläge (Ekzeme) und
Durchfälle oder Verstopfung bekommen, sind die

46

inneren Organe wie Herz, Lunge, Leber, Nieren usw. geschützt. So kommt es, daß die Erkrankungen an den inneren Organen im Säuglings- und Kleinkindalter noch keine wesentliche Rolle spielen. Die Schädlichkeiten, mit denen das Kind fertig werden muß, werden durch Reaktionen ausscheidender Organe wie Haut und Darm erledigt.

Daher beherrschen Hautausschläge und Krankheiten an den Schleimhäuten, die als Erkältungen bezeichnet werden, im Kindesalter das Feld. So betrachtet ist es um so unverständlicher, daß die Hautausschläge, die Ekzeme, fälschlicherweise als Neurodermitis bezeichnet werden. Es handelt sich um eindeutige Stoffwechselstörungen, aber weder um Nervenerkrankungen (Neuro-), noch um Entzündungen (-itis).

Die falsche Bezeichnung der Ekzeme als Nervenerkrankung bzw. Entzündung führt logischerweise auch zu einer falschen Behandlung. Die einzig erfolgreiche und sinnvolle Behandlung dieser Hautausschläge liegt in der Beseitigung der Ursache, eben des artfremden Eiweißes der Kuhmilch. Werden diese Zusammenhänge nicht erkannt, so wird mit untauglichen Mitteln am untauglichen Objekt gearbeitet. Ist doch die Lösung einfach: Vermeidung des artfremden Eiweißes der Kuhmilch. Voraussetzung für diese logische und sinnvolle Behandlung wäre es auch, daß der falsche

Begriff Neurodermitis vermieden und durch die richtige Bezeichnung Ekzem bzw. Hautausschlag ersetzt wird.

Im Gegensatz zum Menschen haben die im Freien lebenden Säugetiere keine Möglichkeit, ihre Milch auszutauschen. Das Junge einer Giraffe ist eben gezwungen, die Milch der Giraffenmutter zu trinken. Dasselbe gilt für jede Säugetierart. Nur der Mensch mißbraucht seinen Verstand, um gegen diese naturgesetzliche Regel zu verstoßen. Die Menschenmutter kann ihren Säugling mit Kuhmilch ernähren, die ja eigentlich zur Aufzucht des Kalbes bestimmt ist. Man braucht sich deshalb nicht zu wundern, wenn die Ernährung eines Menschenkindes mit der Milch eines Säugetieres zu Problemen führt. Unter den Krankheiten des Säuglings und Kleinkindes, die durch das artfremde Eiweiß der Kuhmilch verursacht sind, ist der Hautausschlag noch die harmloseste Form. Diese krankhaften Störungen haben den Vorteil, daß die Mutter sofort erkennt, daß ihr Kind auf die Behandlung, als wäre es ein Säugetier, prompt mit Krankheitserscheinungen reagiert. Diese Protestreaktion des Kindes kann doch eigentlich nur von Vorteil sein, allerdings nur dann, wenn die Mutter den Wink der Natur versteht, daß die Milch eines Säugetiers für das menschliche Kind ungeeignet ist.

Aber anstatt aus der Krankheit den Schluß zu ziehen, die Kuhmilch zu vermeiden, werden die Krankheitserscheinungen mit allen möglichen symptomatischen Behandlungsmethoden angegangen. Da die Kuhmilch weiter gegeben wird, treten eine Reihe anderer Krankheitserscheinungen auf, die häufigste ist die Anfälligkeit für Infekte. Die Mutter weiß nicht, daß die Infektanfälligkeit mit der Verabreichung von Kuhmilch zusammenhängt. Der Arzt erfährt in seiner Ausbildung über diese Zusammenhänge so gut wie nichts, obwohl sie offen zutage liegen. So erkranken zahllose Kinder jährlich mehrfach an Infekten, Schnupfen, an Halsentzündungen, an Mandelentzündungen, an Husten als Symptom eines Luftröhrenkatarrhs oder sogar einer Bronchitis, die im Kindesalter wegen der noch engen Luftwege eine ernste Krankheit bedeutet.

Anstatt die Ursache, nämlich die Kuhmilch, zu beseitigen, wird das Kind mit Antibiotika und anderen Methoden behandelt. Die Antibiotika sind dabei besonders nachteilig, da sie durch Unterdrückung des Bakterienwachstums den Organismus nicht zu eigener Abwehr per Mikroorganismen anregen. Der Organismus bildet gegen die Bakterientoxine keine Antitoxine, so daß es immer wieder zu erneuten Infekten kommt. Dies kann man unter anderem am Scharlach erkennen. Früher war es die Regel, daß jemand nur einmal Scharlach bekam; dann war er gefeit. Wird heute der Scharlach mit einem Antibiotikum behandelt, so bleibt die Antitoxinbildung aus. Das hat zur Folge, daß der Betreffende mehrmals Scharlach kriegen kann. Man sollte daher die Infekte nicht mit Antibiotika behandeln, sondern den Organismus den Infekt mit den eigenen Abwehrkräften überwinden lassen. Zur Unterstützung der Abwehrkräfte gibt es in der Naturheilkunde zahlreiche sinnvolle Behandlungsmethoden, z. B. Waschungen, Wickel, Teilbäder, homöopathische Arzneien und Heilkräuter.

Wenn ich (Dr. Bruker) einer Mutter in der Sprechstunde rate, dem Kind keine Kuhmilch zu geben, so entgegnet sie sofort, daß doch die Milch für das Kind etwas außerordentlich Wichtiges wäre und man doch ein Kind ohne Milch nicht aufziehen könne. Daran sieht man, wie eingewurzelt die Vorstellung ist, daß Milch, d. h. Kuhmilch, ein wichtiges und unentbehrliches Nahrungsmittel für das Kind sei. Die Krankheitserscheinungen, die durch den Verzehr von Kuhmilch beim Kind auftreten, bestehen nicht nur in immer wiederkehrenden Infekten, sondern auch in einer Schwellung und Vergrößerung der Lymphdrüsen. Dazu gehören z. B. vergrößerte Gaumen- und Rachenmandeln. Sie sind bei manchen Kindern so groß, daß die beiden Gaumenmandeln sich in der Mitte berühren und den Einblick auf die Rachenwand versperren. Die vergrößerten Rachenmandeln behindern die Nasenatmung, so daß die Kinder häufig durch den offenen Mund atmen müssen. Die alten Ärzte hatten früher den Ausdruck der Skrofulose und der Aprosexia nasalis. Dieser aus dem Griechischen stammende Ausdruck ist von *a prosechain ton nun* abgeleitet, was auf deutsch heißt: den Sinn hinwenden. Damit ist gemeint, daß die sogenannten lymphatischen Kinder in der Entwicklung des Intellekts etwas behindert sind.

Tatsächlich kann man beobachten, daß nach Absetzen der Kuhmilch die Schulleistungen deutlich besser werden. Die Behinderung der Nasenatmung durch Schwellung der Nasenmuscheln und durch die Vergrößerung der Rachenmandeln bedeuten für das Kind eine lästige Beeinträchtigung. Besonders schlimm ist es, wenn aus Unkenntnis der Zusammenhänge nicht die Kuhmilch abgesetzt wird, sondern die Mandeln und sogenannten Polypen operativ entfernt werden. In Wirklichkeit handelt es sich bei den sogenannten Polypen um nichts anderes als eine Schleimhautschwellung und Vergrößerung der einzelnen Nasenmuscheln. Setzt man die Kuhmilch ab, so haben sich die vergrößerten Mandeln im Lauf eines Jahres auf normale Größe zurückgebildet. Die chronischen

Nasenkatarrhe hören auf, die Nasenatmung ist nicht mehr behindert, und die früher immer wiederkehrenden Erkältungskatarrhe hören auf.

Nicht alle Kinder reagieren auf die Kuhmilch mit diesen beschriebenen Krankheitserscheinungen. Etwa ein Drittel der Kinder reagiert mit den erwähnten Symptomen. Man bezeichnet sie heute als lymphatische Kinder. Früher wurden diese Krankheitserscheinungen als Skrofulose bezeichnet. Der Begriff leitet sich von Skrofa (Schweineschnauze) ab. Die alten Ärzte haben früher drastische Krankheitsbezeichnungen benützt. Wörtlich übersetzt heißt Skrofulose Schweineschnauzenkrankheit. Durch die laufenden Katarrhe kam es auch zu einer Schwellung der Oberlippe und einer Vergröberung der Nasen- und Mundpartie, so daß die Kinder wie kleine Schweinchen aussahen. Dies führte dann zu der drastischen Bezeichnung der Skrofulose. Später wurde dieser Ausdruck durch exsudative Diathese ersetzt: Weil die lymphatischen Kinder nicht nur vermehrt schwitzen, sondern die Schleimhäute auch vermehrt Schleim absondern. Die Haut schwitzt, die Schleimhaut schleimt. Wird in Erkenntnis der Zusammenhänge die Kuhmilch abgesetzt, verschwinden allmählich alle diese krankhaften Merkmale. Die scheinbare Wundertherapie heißt: Absetzen der Kuhmilch. Der krankmachende Faktor bei der Milch ist das tierische Eiweiß, nicht das Fett und auch nicht die Kohlenhydrate. Heute ist der Begriff Skrofulose bzw. exsudative Diathese durch Lymphatismus ersetzt. Etwa ein Drittel aller Kinder gehören zu den lymphatischen. Sie sind durch Infektanfälligkeit, Schwellung der Lymphknoten und oft wiederkehrende (rezidivierende) Schleimhautkatarrhe der oberen Luftwege gekennzeichnet.

Der Eiweißanteil der Milch ist der Quark, der Fettanteil die Sahne und die Butter. Da der krankmachende Anteil der Milch im Eiweißbereich liegt, ist bei einer tierisch-eiweißfreien Ernährung außer der Milch, dem Fleisch, der Wurst, Eiern und dem Fisch auch der Quark zu meiden und der durch Bakterien verlebendigte Quark, nämlich Käse. Diese Unterscheidung zwischen dem Eiweiß- und Fettanteil der Milch ist wichtig, da viele Menschen bei dem Rat, auf das tierische Eiweiß zu verzichten, fälschlicherweise auch die Sahne und die Butter meiden. Die Erfahrung hat jedoch gezeigt, daß die kleinen Mengen von Eiweiß, die noch in der Sahne und der Butter enthalten sind, durchaus ohne Schaden verzehrt werden können. Die Butter enthält ca. 0,5% Eiweiß und die Sahne ca. 2,5%. Bei allen Ekzemen ist Butter nicht nur erlaubt, sondern sogar von Vorteil, da der geringe Eiweißanteil nicht zu Buche schlägt, während der Fettanteil mit den fettlöslichen Hautschutzvitaminen A, D und E und den ungesättigten Fettsäuren die Heilung von Hautausschlägen begünstigt.

Während die tierischen Eiweiße bei Ekzemen und allergischen Erkrankungen vermieden werden müssen, können tierische Fette sogar mit Vorteil verwendet werden. Dieser Hinweis ist wichtig, da viele annehmen, daß die Vermeidung von tierischem Eiweiß auch für die tierischen Fette gelte. Dies ist aber nicht der Fall. Wer also tierische Eiweiße meiden muß, kann unbeschadet tierische Fette verwenden. Die fettlöslichen Vitamine A, D und E, die sowohl in pflanzlichen wie in tierischen Fetten vorkommen, können auch als Hautschutzvitamine bezeichnet werden. So erklärt es sich, daß die tierischen Fette, im Gegensatz zu den tierischen Eiweißen, bei Hautausschlägen und Allergien zu empfehlen sind.

Das Stillen des Kindes ist das wundervollste Geschenk der Natur. Keine Kunstflasche kann die kuschelige Körperwärme der Mutter ersetzen. Der Inhalt des Fläschchens wiederum ist ein Präparat, aber keine lebendige, wirkstoffreiche Muttermilch. Den Begriffen „steril" und „keimfrei" sollten wir wieder ihren eigentlichen Stellenwert zurückgeben – sie gehören in den Operationssaal, die Chirurgie und die Wundversorgung. Das Stillen ist alles andere als steril, sondern eine quicklebendige Angelegenheit, bei der dem Säugling eine

notwendige Portion Bakterien mitgeliefert wird; sie ist ihm äußerst nützlich.

Die Muttermilch enthält alle lebensnotwendigen, die Gesundheit garantierenden und nicht zu ersetzenden Vitalstoffe, die das Fabrikpräparat Kunstmilch nicht aufweisen kann. Leben kann eben nicht im Labor erzeugt werden. Müssen wir an dieser Stelle noch die katastrophalen Folgen des Exports künstlicher Babynahrung in die Länder der sogenannten Dritten Welt in Erinnerung rufen? Die Säuglingssterblichkeit nahm dort nach Einführung der Kunstmilch rapide zu. Perfiderweise suggerierten die Werbefeldzüge amerikanischer und deutscher Nahrungsmittelkonzerne den armen Müttern in den Slums die Botschaft, ihren Kindern die „Nahrung der Reichen" zu verschaffen ...

Die Natur selbst macht uns klar und deutlich vor, was sie mit der Milch der Säugetiere bezweckt und was sie dabei **ausschließt.** Ob es sich um ein Löwenbaby, ein Fohlen oder einen Menschensäugling handelt, die Natur stellt jedem dieser kleinen Kreaturen so lange Muttermilch zur Verfügung, bis seine Zähne – beim Menschen die sogenannten Milchzähne – gewachsen sind. Eine Löwin, eine Stute oder eine Kuh stößt das kleine Lebewesen rigoros ab, wenn die Zeit für die „erwachsene" Ernährung gekommen ist. Der menschliche Säugling selbst signalisiert, daß er etwas zu beißen haben möchte, indem er in die Brustwarzen zu beißen beginnt. Die Praxis des Melkens kommt in der Natur bei den höheren Säugetieren nicht vor. Wir haben uns zwar daran gewöhnt, aber es bleibt ein unnatürlicher Vorgang, daß wir eine Kuh ihr ganzes Leben zur Milchproduktion und Schein-Mutterschaft zwingen. Kurz: Kuhmilch ist für Kälber unentbehrlich, für Säuglinge mehr als fragwürdig.

Dem Kleinkind die Industriemilch in Form der denaturierten H-Milch zuzumuten, ist vollends abwegig und ein Anschlag auf die kindliche Gesundheit. Gerade hier gilt die Warnung des berühmten Ernährungswissenschaftlers Prof. Werner Kollath besonders: „Von der Milch ist das gleiche zu sagen wie vom Korn! Wir handeln – allein volkswirtschaftlich gesehen, aber vor allem was die Gesundheit betrifft – fahrlässig, wenn wir die vom Landwirt in mühevoller Arbeit gewonnenen Produkte ihrer ursprünglichen Lebenswerte durch Maßnahmen berauben, die nur einer augenblicklichen Theorie der Gesundheitslehre dienen und die nur den Anschein geben, als ob sie unsere Nahrung bereicherten. In Wirklichkeit führen diese Maßnahmen zur Verarmung, da der Genuß der behandelten Nahrung langwirkende gesundheitliche Nachteile auch bei den nächsten Generationen zur Folge hat. Gekochte und hocherhitzte Milch von der Kuh ist für den Menschen kein Lebensmittel mehr, bestenfalls ein minderwertiges Nahrungsmittel mit unterwertigem Eiweiß."

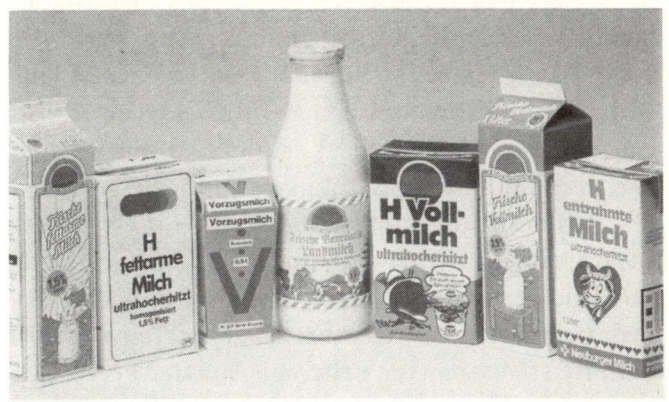

Von Vorzugsmilch bis H-Milch – das Angebot ist sehr umfangreich.

Rohmilch:
Für Babys immer aufkochen!

Reklame der Milchindustrie

Ohne Milch keine gesunden Knochen –
Die Milchlobby und die Calcium-Lüge

Lieber Leser, merken Sie sich eines: Ohne Milchgenuß – die Milchlobby spricht allen Ernstes von **einem** Liter Milch täglich! – werden Ihre Knochen zerbrechlich wie trockene Äste, und die gefürchtete Osteoporose steht Ihnen bevor. Diese Botschaft hämmern uns jedenfalls die, meist wissenschaftlich getarnten, Werbeabteilungen der Milchindustrie ein. Der AID Verbraucherdienst (8/85) zum Beispiel, um eine beliebige Aussage herauszugreifen, „informiert": „An **Mineralstoffen** enthält die Milch insbesondere Calcium und Phosphor in einer leicht aufnehmbaren Form und in einem gut abgestimmten Mengenverhältnis zueinander. Beide Stoffe sind für den Aufbau und die Erhaltung der Knochen unbedingt notwendig." Dann schreitet der „Verbraucherdienst" zur offenen Drohung: **„Ohne den täglichen Verzehr von Milch und Milcherzeugnissen läßt sich der Bedarf an Calcium nicht decken"** (Hervorhebungen von der Milchindustrie).

Natürlich braucht es für das Milliardengeschäft mit der Milch „wissenschaftliche" und zugleich populäre mediale Flankierung. Was tun, fragen sich die wendigen Propheten des weißen Safts. Dann haben sie die zündende Idee. Sie fragen vorsichtig bei Manfred Köhnlechner, „Deutschlands berühmtestem Heilpraktiker", an. Der „Doktor" Köhnlechner ist ja in den Gazetten von der Regenbogenpresse bis zum SPIEGEL wundersam präsent. Außerdem strömt die Prominenz zu dem „Naturheiler" wie die Forelle zum Laichen. Wer das Geld dazu nicht besitzt, liest Dr. Köhnlechners Gesundheitstips halt beim Friseur unter der Haube. Daß unser Doktor gar kein medizinischer Doktor ist und nie ein ärztliches Staatsexamen absolviert hat, sondern irgendwo im Bereich des Bürgerlichen Gesetz- und Strafgesetzbuches in der Rechtswissenschaft promoviert wurde, das fällt bei dem Getümmel gar nicht so auf. Die Milchmarketingstrategen rufen also bei Dr. Köhnlechner an. Ob er bereit sei, einen kleinen, also einen ganz kleinen Vortrag vor „Experten der Milchwirtschaft in Berlin" zu halten. Das werde, so deuten die Herren diskret an, gar nicht so klein bezahlt. Man wisse ja, wie überbeschäftigt der Herr Doktor sei... Der Doktor klettert also ins Flugzeug. Er hält seinen Vortrag. Der Vortrag taucht dann wiederum, in den Kernaussagen verseht sich, als Massenbroschüre auf.

Das ist so, wie wenn Prof. Dr. Volker Pudel,

seines Zeichens „Ernährungspsychologe" (wieder kein Arzt mit klinischer Erfahrung) und Präsident der mächtigen Deutschen Gesellschaft für Ernährung (DGE), in einem enthusiastischen Gutachten den Fast Food-Fraß des McDonald's Konzerns rühmt und daraufhin 1993 ganz zufällig von dem Konzern in einer in den deutschen McDonald-Freßketten ausliegenden Massenbroschüre ausführlich mit seiner Lobeshymne zitiert wird. Doch von Dr. Pudel zurück zu unserem anderen Doktor. Dessen Vortrag erscheint also, im bunten Mix mit Milch-, Käse- und Quarkrezepten, unter dem unschuldigen, aber wissenschaftlich bestechenden Titel: „Milch und Milcherzeugnisse in der Diätetik und Naturheilkunde"; er wird überreicht durch die „Milchwirtschaftliche Arbeitsgemeinschaft Rheinland-Pfalz" und ohne Jahresangabe. Offensichtlich haben die Pfälzer Milchvertreter den Ratgeber für die gesamte Epoche bis zum Jüngsten Gericht bestimmt, wo die vier apokalyptischen Reiter durch die Straßen sprengen und jeden Bundesbürger vom Säugling bis zum Greis mit mindestens einem Liter Milch pro Tag versorgen werden. Wie der Zufall es so will, wendet sich unser Doktor Köhnlechner in einer ernsten Warnung an die Mütter, Deutschlands Milchkäuferinnen Nummer eins:

„Nach dem Abstillen gilt die Forderung, daß

Kuhmilch für das Kind das beste und unentbehrlichste Lebensmittel darstellt, das es erhalten kann." Köhnlechner wird drastisch: „Der tägliche Milchgenuß ist für jeden heranwachsenden Menschen eine entscheidende Sicherung der Gesundheit. Gesichert durch die Versorgung mit wertvollem Eiweiß, mit wichtigen Vitaminen, Spurenelementen, Mineralien und Enzymen. Ich möchte hier besonders auf den bedeutenden Gehalt von Calcium hinweisen."

Zugegeben, die Milchwirtschaft ist in Nöten. Die von der Landwirtschaft gezwungenermaßen produzierten Milchseen müssen abgebaut werden. Die Milchwirtschaft muß sich etwas einfallen lassen. Was zieht da besser als der permanente Hinweis auf die bedrohte Gesundheit? Ergo: Die Kuhmilch wird nicht nur als wertvoller Eiweißlieferant, sondern auf Grund des hysterisch ansteigenden Osteoporose-Rummels als unverzichtbare Calcium-Quelle angepriesen.

Staunend erfährt der Verbraucher, dem das Wort Osteoporose („Knochendünne") bis vor kurzem noch ein böhmisches Dorf war, nun angeblich gesicherte medizinische Fakten. Demnach leidet die Bevölkerung in lawinenhaftem Wachstum an Calcium-Mangel. Besonders Frauen ab vierzig, offensichtlich allemal Auslaufmodelle jenseits des Verfallsdatums, sollen davon betroffen sein. Will man den Wissenschaftlern glauben, werden sie wie nie zuvor von Knochenbrüchen, Witwenbuckel und anderen Gebrechen heimgesucht. Dabei liegt die Bundesrepublik mit dem Milchverzehr weltweit an der Spitze. Nach dieser Logik können wir nicht mit Calcium unterversorgt sein.

Man muß sich natürlich fragen, warum aus den vielen biologischen Wirkstoffen, die der Mensch täglich benötigt, gerade das Calcium als besonders notwendig herausgehoben wird. Warum nicht zum Beispiel Kalium? Es ist doch bekannt, daß der Herzmuskel bei jeder Kontraktion, bei jeder Zusammenziehung, bei jedem Herzschlag Kalium-Ionen benötigt!

Geht man dieser Frage genauer nach, warum derselbe Rummel mit der Bedarfsdeckung von Mineralien nicht auch mit Kalium, Natrium, Magnesium usw. angestellt wird, so begegnet man am Ende der Ursachenkette exakt den von uns beschriebenen wirtschaftlichen Interessen. Rund herausgesagt: Es ist die Milchwirtschaft, die den Stoff Calcium benutzt, um für die Milch kräftig Werbung zu machen und dem Verbraucher die Unentbehrlichkeit des „weißen Goldes" zu suggerieren. Da bekannt ist, daß die Härte des Knochens auf der Einlagerung von Kalksalzen beruht, die Knochenbrüchigkeit zunimmt, ebenso ganz allgemein die Erkrankungen des Bewegungsappa-

62

rates, die Milch aber wiederum Calcium enthält, wird sie als „unverzichtbare Calcium-Quelle" beworben.

Dabei erwecken die Milchlobbyisten den entscheidenden irreführenden Eindruck, als ob die zahlreichen anderen Lebensmittel, die dem Menschen in vielfältiger Form zur Verfügung stehen, nicht genügend Calcium enthielten. Was sie dabei tatsächlich verschweigen bzw. einfach nicht wissen, ist, daß die **industriell** verarbeitete Nahrung generell einen **Mangel** an biologischen Wirkstoffen aufweist. Der oben genannte Prof. Pudel behauptet in diesem Zusammenhang sogar: „Vegetarier können ihren Calciumbedarf nicht decken. Sie müßten ja täglich mindestens 1 kg Kresse essen" (FUNK Uhr-Redaktion, Leser Fragen – Experten antworten, Januar 1993).

Was sind das alles für lebensfremde Konstrukte! Wer sich vitalstoffreich ernährt, der deckt nicht nur seinen Calcium-Bedarf, sondern führt sich mehr zu, als er pro Tag benötigt. Im Gegensatz zur langweiligen und gesundheitlich nachteiligen Milch hat er dadurch nur Vorteile. Das behaupte ich nicht einfach vom hohen Katheder herab, sondern es ist wissenschaftlich bekannt und ich (Dr. Bruker) fand dies in mehr als sechs Jahrzehnten in Praxis und Klinik an Zehntausenden von Patienten bestätigt und bewiesen!

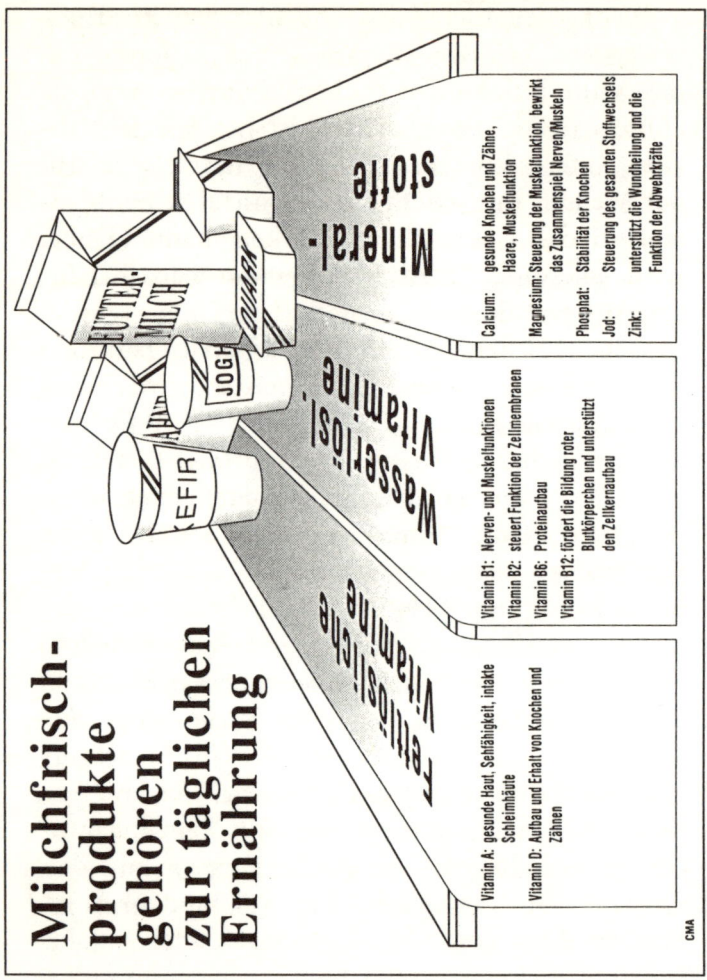

Milchfrisch-produkte gehören zur täglichen Ernährung

Fettlösliche Vitamine

Vitamin A: gesunde Haut, Sehfähigkeit, intakte Schleimhäute

Vitamin D: Aufbau und Erhalt von Knochen und Zähnen

Wasserlösl.-Vitamine

Vitamin B1: Nerven- und Muskelfunktionen

Vitamin B2: steuert Funktion der Zellmembranen

Vitamin B6: Proteinaufbau

Vitamin B12: fördert die Bildung roter Blutkörperchen und unterstützt den Zellkernaufbau

Mineral-stoffe

Calcium: gesunde Knochen und Zähne, Haare, Muskelfunktion

Magnesium: Steuerung der Muskelfunktion, bewirkt das Zusammenspiel Nerven/Muskeln

Phosphat: Stabilität der Knochen

Jod: Steuerung des gesamten Stoffwechsels

Zink: unterstützt die Wundheilung und die Funktion der Abwehrkräfte

CMA

„Information" der CMA (Agrarlobby)

64

Wenn die Milchpropagandisten den Eindruck erwecken, daß der Mensch seinen Calcium-Bedarf ohne Milch nicht decken könne, so muß die ehrliche Aufklärung, die frei ist von wirtschaftlichen Interessen, betont darauf hinweisen, daß der Mensch **mit jedem Lebensmittel** seinen Calcium-Bedarf ausreichend decken kann. Dabei wird allerdings gemäß der modernen Ernährungslehre, die von Kollath begründet wurde, zwischen **Lebens**mitteln und **Nahrungs**mitteln unterschieden. Unter Lebensmittel wird dabei die Nahrung verstanden, die noch lebendig und ursprünglich ist, wie sie die Natur uns bietet. So sind etwa Lebensmittel eine Tomate, eine Gurke, ein Apfel, eine Birne, ein Getreidekorn usw., während zu den Nahrungsmitteln alle durch Erhitzung, Konservierung und Präparierung erzeugten Produkte gehören. Durch diese Eingriffe verschiedener Art wird aus einem Lebensmittel ein Nahrungsmittel, das eben nicht mehr alle Nährstoffe und biologischen Wirkstoffe des ursprünglichen Lebensmittels enthält. Wer also Lebensmittel ißt – im Gegensatz zu Nahrungsmitteln –, braucht sich um die Versorgung mit den einzelnen Stoffen überhaupt keine Gedanken zu machen. Dies gilt selbstverständlich auch für das Calcium. Gott war doch kein Pfuscher, als er die Welt schuf – sonst hätte er Adam und Eva doch eine Molkerei mit einer Pasteurisierungs- und H-Milch-Anlage ins Paradies gestellt!

Ob umgekehrt die Calciumversorgung bei dem von Herrn Pudel gelobten flexiblen Eßstil der Fast-Food-Nahrung von Mc Donald's gewährleistet ist, darf bezweifelt werden. Denn Rindfleisch, das ja bei Big Mac eine bedeutsame Rolle spielt, enthält nur 12 mg Calcium auf 100 Gramm! Auch die anderen Zutaten des Hamburgers kommen im Vergleich zur vitalstoffreichen Vollwertkost schlecht weg – nicht nur in bezug auf das Calcium. Wie sich schließlich Prof. Pudels Empfehlung der Cola für Kinder – mit dem extremen Fabrikzukkeranteil und der Vitaminräuberei des Gesöffs – mit seinem Milchengagement verträgt, ist völlig mysteriös.

Es spielt aber bei der Auseinandersetzung mit der mächtigen Calcium-Lüge noch ein weiterer Gesichtspunkt eine wesentliche Rolle. Es genügt nämlich nicht, daß wir einfach Calcium zu uns nehmen – womöglich noch in Tablettenform, wie die Pharmaindustrie es uns aufdrängt –, sondern unsere Nahrung muß gleichzeitig auch Stoffe enthalten, die unser Organismus zur **Verwertung** von Calcium benötigt. Dies ist zum Beispiel die wichtige Gruppe der D-Vitamine. Wir wissen es ja von der Säuglingspflege, daß es zur Verhütung von Rachitis nicht genügt, Calcium-Präparate zu ver-

66

ordnen, sondern es muß auch Vitamin D vorhanden sein, damit das Baby das Calcium verwerten kann. Die Betonung des Calciumgehalts geht also am Wesentlichen vorbei. Der Gehalt an Calcium ist nicht der wesentliche Faktor, sondern die **Verwertbarkeit** des Calciums durch ausreichendes Vorhandensein biologischer Wirkstoffe, besonders Vitamin D. Deshalb ist es nicht berechtigt, bei dem Calciumrummel nur von einer Irreführung zu sprechen. Es handelt sich um eine faustdicke Calcium-Lüge. Erfunden aus wirtschaftlichen Gründen.

Das Großartige bei dem Verzehr von Lebensmitteln ist eben, daß damit nicht nur die notwendigen Nährstoffe Eiweiß, Fett und Kohlenhydrate zugeführt werden, sondern daß eben auch die nötigen Vitalstoffe enthalten sind, die der Organismus zur **Verwertung** dieser Nährstoffe benötigt.

Man kann daher die einfache Regel aufstellen, daß ein Mensch, der Lebensmittel – nicht Nahrungsmittel! – verzehrt, sich überhaupt keine Gedanken machen muß, ob seine Nahrung vollwertig ist oder nicht. Dabei ist selbstverständlich vorausgesetzt, daß ein Mensch nicht ein Jahr lang täglich nur ein einziges Lebensmittel zu sich nimmt, sondern daß seine Speisekarte täglich abwechslungsreich aus verschiedenen Lebensmitteln besteht.

Es darf gelacht werden

Die Milch im Mittelpunkt

**Podiumsdiskussion in Katzenelnbogen
Originalauszug
aus Artikel vom 6. 4. 1993**

„Die Bedeutung von Milch- und Milchprodukten in einer ausgewogenen, vollwertigen Ernährung erläuterte Doris
Neuendorf, Ernährungsberaterin an der
Land- und hauswirtschaftlichen Bera-
tungsstelle. Die Milch ist die wichtigste
Calciumquelle in unserer Ernährung.
Um den täglichen Calciumbedarf von
ca. 1000 Milligramm zu decken, sollte
man beispielsweise einen halben Liter
Milch trinken und 50 Gramm Käse essen. Im Vergleich zu einem halben Liter
Milch müßten ... etwa 8 Kilogramm Äp-
fel verzehrt werden, um die gleiche
Menge des lebensnotwendigen Minerals
aufzunehmen."

Man wird doch keinen vernünftigen Menschen antreffen, der 365 Tage und Nächte lang nur Erdbeeren oder Kartoffeln oder Tomaten ißt!

Wer diese Zusammenhänge einmal begriffen hat, der versteht auch zugleich, wie falsch und sinnlos es ist, den Wert einer Nahrung an einzelnen isolierten Nährstoffen, zum Beispiel Calcium, zu bemessen.

An dem Beispiel der Calcium-Lüge können Sie, liebe Leserin und Leser, das Funktionieren von Machtverhältnissen, wie sie im Bereich der Nahrungsmittelkonzerne und deren Vertretern praktiziert werden, geradezu klassisch studieren. Wir können Ihnen abschließend nur ein eigenes Wort und eine Maxime von Kollath in Erinnerung rufen:

Dr. M. O. Bruker:
„Essen und trinken Sie nichts, wofür Werbung gemacht wird."

Prof. Dr. Werner Kollath:
„Laßt die Nahrung so natürlich wie möglich!"

Homogenisierte Milch – eine der Ursachen für Herzkrankheiten?

Dr. Kurt A. Oster, Chefkardiologe am Park City Hospital, Bridgeport, Connecticut, führender Herz-Spezialist, sorgte 1971 in den Reihen der Milchwirtschaftler und deren Interessenvertreter für Aufregung. Er behauptete, homogenisierte Milch sei eine der Ursachen für Herzkrankheiten.

Bei der Homogenisierung wird die Milch unter sehr hohem Druck gegen Metallplatten gepreßt, so daß die Fettkügelchen zertrümmert werden. Der Durchmesser der Milchfett-Tröpfchen in Rohmilch beträgt im Durchschnitt etwa 3/1000 Millimeter, nach dem Homogenisieren weniger als 1/1000 Millimeter. Das Milchfett ist dadurch in der Milch gleichmäßig – homogen – verteilt, so daß sie nicht mehr aufrahmt.

Angeblich kommt dies dem Wunsch der Milchtrinker entgegen, da sie die Fettschicht nicht mögen. In Wirklichkeit kann die Milchwirtschaft zweimal absahnen – einmal durch den Verkauf der entrahmten Milch und zum zweiten Mal durch den Verkauf der Sahne.

Ähnlich wie bei der Mehlherstellung: Einmal wird das von Keim und Randschichten befreite (minderwertige) Mehl angepriesen und dann die entfernte „Kleie", die als „nutzloser Ballast" entfernt wurde, noch einmal extra verkauft. Für die „Verstopften".

Doch zurück zur Milch. Nach Oster setzt die Homogenisierung das Milchenzym Xanthin-Oxydase frei, das nun die Darmwand ungehindert passieren kann, in die Blutbahn gelangt und die Arteriosklerose begünstigt. Nach seiner Beobachtung ist dies bei unbehandelter Rohmilch nicht der Fall. Unterstützung erhielt er von mehreren Kollegen. In 2000 untersuchten Serumproben von gesunden Menschen haben Forscher der US-Universität in Beirut keine Spur von Xanthin-Oxydase gefunden. Oster: „Die Zerkleinerung der Milchpartikel durch den Homogenisierungsprozeß führt zu vollkommen neuen Einzelpartikeln. Wir haben nachgewiesen, daß die Milch-Xanthin-Oxydase von der Außenseite des Milchbläschens durch den Homogenisierungsprozeß auf die Innenseite des zerkleinerten Milchpartikels verdrängt wird.

Damit ist eine dem Bild des Trojanischen Pferdes vergleichbare Situation entstanden, wobei die Darmverdauung und die Magensäure das derart geschützte Eiweiß des Enzyms nicht mehr angreifen können. Wir haben das Milchenzym Xanthin-Oxydase in den weißen Blutkörperchen der menschlichen Milchtrinker nachgewiesen."

Für die deutsche Milchwirtschaft war diese Meldung mehr als nur ein Ärgernis. Man dementierte heftig, jedoch wenig glaubwürdig, sah die Versuche Osters als nicht bewiesen an, widerlegte ihn bis heute aber nicht.

Kapfelsperger und Pollmer berichten in „Iß und stirb" (KiWi), daß man in Kopenhagen in Tierfütterungsversuchen zeigen konnte, daß die sogenannte „Allergenität von Milch durch die Homogenisierung um das 20fache steigt".

Fest steht, daß der aufwendige Homogenisierungsprozeß überflüssig ist wie ein Kropf, daß er – außer der Milchindustrie – niemandem nützt, aber eventuell durchaus schadet.

Die Homogenisierung ist ein weiteres Beispiel dafür, daß alle Eingriffe, die der Mensch macht, letztendlich von der Natur wegführen und nur Nachteile bringen.

> „Die größte Zahl der Menschen
> stirbt keines natürlichen Todes,
> sondern mordet sich selbst
> durch eine verkehrte Lebensweise."
> *Seneca*

Kondensmilch, Milchpulver, Milchmixgetränke und andere Ungeheuerlichkeiten

Wie sagte Kung-Fu-Tse so schön: „Wenn die Begriffe nicht richtig sind, so stimmen die Worte nicht, und stimmen die Worte nicht, so kommen die Werke auch nicht zustande."

Wie hübsch liest sich zum Beispiel das Wort **„Kondensmilch".** Die sahnefeine Kondensmilch aus der Dose darf auf keinem Kaffee- und Kuchentisch fehlen. In der Süßwarenindustrie wird vor allem die gezuckerte Kondensmilch verwendet. Durch Verdampfen von Wasser und durch Sterilisation machen die Molkereien die Kondensmilch haltbar. Dem Eindampfprozeß schalten sie eine Hocherhitzung zur vollständigen Denaturierung der Molkenproteine vor, um die Gelierung des Produkts bei Lagerung zu verhindern. Ungezuckerte Kondensmilch muß bei 40–50 °C und 200–250 bar homogenisiert werden, damit sie nicht aufrahmt. Fazit: Kondensmilch im Sinne der Kollath-Tabelle ist eine Konserve mit einer biologischen Wertigkeit gleich Null. Eine besonders gesundheitsabträgliche Leichtfertigkeit stellt die Lagerung der Kondensmilch in Dosen dar: Sobald der Verbraucher die Dose öffnet, setzt sich durch die Sauerstoffzufuhr Zinn und Blei frei. Guten Appetit!

Übel verhält es sich auch mit dem Milchpulver, das wir Europäer so gerne bei Katastrophen in riesigen Flugzeugladungen in die „Dritte Welt" zu schicken pflegen. Laut „Kennwort Milch. Ein Milchlexikon", herausgegeben von der CMA (Centrale Marketinggesellschaft der deutschen Agrarwirtschaft mbH, Bonn-Bad Godesberg) besitzt Trockenmilch „den großen Vorteil, daß sie innerhalb einer sehr langen Haltbarkeitsgrenze jederzeit mit Wasser wieder in flüssige Milch zurückverwandelt werden kann". „Diese ideale Vorratshaltung", so heißt es in der aufwendigen, kostenlosen Propagandabroschüre weiter, „haben inzwischen auch die Hausfrauen schätzen gelernt." Arme Hausfrauen! Der Trockenmilch werden mit dem Wasser zuerst einmal die wasserlöslichen Vitamine radikal entzogen. Die Konzentrate werden bei einer Trocknungstemperatur von 180 bis 230 Grad hergestellt! Um das Milchpulver haltbar zu machen – es dient zum Teil als nationale Notstandsreserve –, begast man es vielfach mit Akrylnitrat, einer krebserzeugenden Substanz. Als Babynahrung ist die aus dem Trockenpulver mit Wasser zusammengerührte Trockenmilch besonders verantwortungslos.

Mit nachhaltiger Liebe bewirbt die Milchindustrie die **Milchmischgetränke.** Kein Wunder, denn mit diesen Produkten verführt sie Kinder und Jugendliche und verdient sich eine goldene Nase damit. In der erwähnten Propagandaschrift heißt es zum Stichwort „Milchmischgetränke" ganz unschuldig: „Hierbei handelt es sich um Konsummilch als Vollmilch, fettarme Milch und entrahmte Milch mit spezifischen Geschmackszusätzen. Am bekanntesten ist der Kakaotrunk, der unter Verwendung von Kakaopulver hergestellt wird. Beim ‚Schokotrunk' wird Schokoladenpulver als Grundstoff verwendet. Zunehmend werden der Milch auch Fruchtkonzentrate zugesetzt. So entsteht z. B. die von den jungen Verbrauchern so gern getrunkene ‚Erdbeermilch'. Aber auch andere Fruchtarten finden immer mehr Zuspruch."

Tatsächlich handelt es sich bei den Milchmischprodukten um mehr als fragwürdige „composita mixta", zusammengerührtes Allerlei. Es sind Formen „chemisierter" Milch, denn natürlich werden der – bereits fabrikatorisch veränderten – Milch nur selten natürliche Rohstoffe wie echte Vanille oder Früchte zugefügt, sondern chemisch-synthetische Aroma- und Farbstoffe und Füllstoffe. Nicht nur der hochgerühmte „Schokotrunk" enthält geballt Fabrikzucker, alle Milchmischgetränke werden mit Konservierungsstoffen auf Marktgängigkeit getrimmt. Zum Teil stecken die Konservierungsstoffe – soweit es sich um echte Fruchtzugaben im Milchmischgetränk handelt – in den pürierten Früchten, so daß sie nicht in der Zutatenliste deklariert werden müssen. Zur Geschmacksverstärkung fügen die Hersteller dem Milchmischgetränk zu guter Letzt auch noch Kochsalz bei, von dem wir ohnehin schon viel zu viel in der Fabriknahrung haben. Seit 1994 wird das gesundheitlich nachteilige jodierte Salz verwendet. Die solcherart qualitativ minderwertige, chemisch „angereicherte" Milch vertreiben die „Milchingenieure" obendrein bevorzugt an Kindergärten und als Schulmilch, zu ermäßigten Preisen versteht sich, da Brüssel dieses Kinder- und Schulmilchprogramm zwecks Beseitigung der europäischen Milchüberproduktion subventioniert. Neben dem Butterberg gibt es seit Jahrzehnten bereits eine Milchpulverhalde von alpinem Ausmaß. Von dem Problem der Müllanhäufung durch die Millionen Milchtüten einmal abgesehen, kann man zu den Milchmischgetränken aus ärztlicher Sicht nur sagen: Ins Klo schütten!

Kaffesahne ist natürlich nicht nur homogenisierte Milch, sie wird darüber hinaus mit stabilisierenden Zusätzen, denaturierten Molkerei-Eiweißerzeugnissen, versehen. Dem Problem der Aus-

flockung der Kaffeesahne begegnen die Molkereibetriebe, wie R. Heiss in seinem Werk „Lebens-
mitteltechnologie" informiert, mittels Technolo-
gie, nämlich Hocherhitzung, damit der Verbraucher die Ausflockung nicht als solche erkennen
kann. Fazit: Kaffeesahne ist im Sinne Kollaths ein
Präparat und daher nicht zu empfehlen.

Vorbehalt auch gegen **Crème fraîche.** Das Sau-
ermilcherzeugnis wird aus pasteurisierter Milch
oder Sahne unter Verwendung von Milchsäure-
bakterienkulturen hergestellt. Der Zusatz von Saccharose (Rohrzucker) kann bis zu 15% betragen.
Küchentechnische und geschmackliche Optimie-
rung lassen auf „zusätzliche" Bearbeitung schlie-
ßen. Nichts für den Liebhaber der Vollwertküche!

Wir bekennen: Uns wird trotz all der beruhigen-
den Versicherungen der Milchindustrie vom hohen
Reinheitsgrad der deutschen Milch bei all den
fabrikatorischen Änderungen und Zusätzen des
Produkts Milch immer unheimlicher. Das fängt an
mit den mit Unmengen von Pestiziden und Che-
miedünger verseuchten Weideböden der „Dritten
Welt", die keine deutsche Behörde kontrollieren
kann. Über die Futtermittelimporte gelangt dieses
„Freßchen" dann in die Futterkrippen unseres lieben Viehs. Die aus dem Dritte-Welt-Futter gewonnene Milch kann uns auch aus einem anderen
Grund nicht schmecken: Diese exotischen Kraft-

futterplantagen für die Hochleistungskühe Europas und Nordamerikas verdrängen in den armen Ländern die traditionellen Kleinbauern. Der brasilianische Bischof, Don Helder Camara, sagte dazu einmal: „Das Vieh der Industrieländer konkurriert mit den Menschen der Entwicklungsländer."

Die potentielle Schadstoffkette in der Milch nimmt kaum ein Ende, selbst wenn man Sorgfalt und Aufmerksamkeit der Bauern und Milchfabrikanten unterstellt. Wie will sich ein Bauer mit Weiden am Rande von Industriegebieten oder an der Autobahn gegen Schwermetalle wie Cadmium, Blei, Quecksilber oder Arsen im Gras wehren? Was richten Weichmacher und Stabilisatoren aus Farben und Lacken etwa bei Siloanstrichen und Kunststoffe bei der Abdeckung und Lagerung von Futtermitteln an – man denke an die giftigen polychlorierten Biphenyle (PCB)? Was ist mit den krebserzeugenden Aflatoxinen, den Pilzgiften im importierten tropischen Kraftfutter? Warnen uns nicht die Lebensmittelchemiker davor, daß sich Nitrat, Nitrit und Nitrosamine in den Silagen mit dem Futter in der Milch anreichern? Wie verträgt der menschliche Organismus die massenhaft verwendete Sorbinsäure zur Konservierung der Milchprodukte? Ist unser Organismus unempfindlich gegen die Rückstände aus den Reinigungsmitteln der Großmolkereien wie Natriumhydroxyd, Trinatriummonophosphat, Phosphorsäure und den eiweißauflösenden Tensiden? Sind Rückstände aus Desinfektionsmitteln wie Chlor und chlorabspaltende Produkte, Jod und Ammoniumverbindungen wirklich so geringfügig, wie die Milchwirtschaft behauptet? Gibt es nicht immer wieder Arzneimittelrückstände, vor allem aus überdosierter Anwendung von Antibiotika, wenn die gesetzlich vorgeschriebenen Wartezeiten nicht eingehalten werden? Das sind Fragen über Fragen. Das sind kritische Fragen, die sich aufdrängen, und es sind noch lange nicht alle Fragen. Können sich die einzelnen chemischen Substanzen nicht darüber hinaus zu neuen krankmachenden Stoffen verbinden? Wie wirkt sich selbst die geringe Giftaufnahme auf die Dauer aus? Gehen nicht epidemisch anwachsende Zivilisationskrankheiten wie allergische Erkrankungen (neben der fabrikatorischen Fehlernährung) auf diese „toxische Gesamtsituation" (Prof. Eichholtz) zurück?

Ist es nicht himmeltraurig, daß sich im letzten Jahrzehnt des 20. Jahrhunderts eine eigene Disziplin „Umweltmedizin" (Prof. Dr. med. Zahn, Straubing) etablieren mußte, weil ein traditionell ausgebildeter Arzt gar nicht in der Lage ist, diese „Giftkrankheiten" zu diagnostizieren? Die Höchstmengenverordnung zur Milch erfaßt rund 300 unterschiedliche Gifte. Sind das alle? Natür-

lich nicht. Wie unser Freund, der bekannte Gift-
skandalaufdecker, Chemiker Prof. Dr. Otmar
Wassermann von der Universität Kiel bestätigt,
setzt die Industrie **täglich** neue hochgiftige chemische Substanzen im Produktionsprozeß ein. Aber
die staatlichen Milchkontrolleure untersuchen die
Milchprodukte auf nicht einmal hundert Gift-
stoffe...

Bleibt der **Joghurt,** des Deutschen liebstes
Milchprodukt. Vernachlässigen wir einmal den
sogenannten „Natur-Joghurt", der natürlich auch
– über die Milch – hocherhitzt ist (95 °C bei
dreißig Minuten). Die Eiweißstrukturen werden
übrigens zunehmend nicht mehr aus dem Kasein,
sondern den billigen Molkenproteinen aufgebaut,
und die Konsistenzverbesserung wird durch Zugabe von Magermilchpulver (!) erzielt. Tatsächlich
dominieren heute jedoch die stark gesüßten, aro-
matisierten, gefärbten Joghurts mit und ohne
Fruchtanteil. Die Kunst der Nahrungsmittelinge-
nieure liegt in der Stabilisierung des Produkts, das
heißt in der Fertigkeit, eine Entmischung der verschiedenen Komponenten zu verhindern. Konser-
vierungsmittel im Fruchtanteil brauchen, wir sahen das schon, nicht eigens ausgewiesen zu werden.

Mit dem Joghurt verhält es sich im Prinzip nicht
anders als mit der Fabrikmilch. Der natürliche

Geschmack sträubt sich dagegen. Also greift die Milchindustrie zu dem bekanntesten Suchtmittel, der Süßung durch Fabrikzucker. Das ist keine böswillige Unterstellung von uns. Wir haben sorgfältig einen offenen Brief der Südmilch AG, Frischdienst Süd, vom 30. 9. 1985 „an die Schulleiter, Elternbeiräte und Hausmeister" archiviert. Dort heißt es u. a.: „In den letzten Tagen wurden Eltern und Kinder durch Veröffentlichungen verunsichert, mit denen die Qualität ultrahocherhitzter Milch und Milchmischgetränke in unverantwortlicher Weise diskriminiert wurde." Der Schlüsselsatz des tausendfach versandten Schreibens lautet wörtlich: „Unsere Erfahrungen zeigen, daß Kinder nur in geringem Umfang Milch pur trinken, andererseits aber Milch mit Geschmackszusätzen, insbesondere Kakao, sehr beliebt ist." Das Schreiben des Frischdienst Süd GmbH & Co enthält weitere aufschlußreiche Informationen und enthüllt beiläufig das Zusammenspiel der Milchlobby mit den staatlichen Instanzen: „Circa 50% des Milchkonsums in der Bundesrepublik werden durch H-Milch abgedeckt, weit mehr als 50% des Milchmischgetränkekonsums durch ultrahocherhitzte Getränke. Zu Ihrer besseren Information fügen wir als Anlage eine ‚Ernährungsinformation Milch', herausgegeben vom Ernährungsministerium, bei, in der die verschiedenen

Milchsorten und Verarbeitungsverfahren für Milch übersichtlich dargestellt sind. Sie können diesem Informationsblatt entnehmen, daß ultrahocherhitzte Milch und Milchprodukte von der ernährungsphysiologischen Seite her völlig unbedenklich sind."

Was wir als Verbraucher mit dem Kauf eines einzigen Joghurts im Wortsinne in Bewegung setzen, das hat die Studentin Stefanie Böge in ihrer Diplomarbeit am Fachbereich Raumplanung der Universität Dortmund (Juni 1992) einmal akribisch aufgelistet. Ihre Arbeit trägt den exakten Titel „Die Auswirkungen des Straßengüterverkehrs auf den Raum – Die Erfassung und Bewegung von Transportvorgängen in einem Produktlebenszyklus". Wie es der Zufall so will, hat die Autorin im Bereich unserer Freunde, der Südmilch AG in Stuttgart, recherchiert. Allein die Milch und der Zucker, so fand Stefanie Böge heraus, stammen aus dem „Ländle". Alles andere ist Reiseware! Die Bakterienkulturen: Niebüll/Schleswig-Holstein. Das Glas: Bayern. Der Aluminiumdeckel: Niederrhein. Die Erdbeeren: Polen. Verarbeitung der Erdbeeren: Aachen. Einzelbestandteile der Joghurtverpackungen: Bad Rappenau, Aachen, Köln, Lüneburg, Varel, Ludwigsburg, Österreich, Frankreich. Um alle Produkte und Verpackungsanteile heranzukarren, mußten

Joghurt aus Schweinemilch

Schweine bessere Milchlieferanten als Kühe

Joghurt aus Schweinemilch haben jetzt die Tierzüchter der Universität Gießen erzeugt. Im Rahmen einer Doktorarbeit entwickelten die Agrarwissenschaftler eine Schweinemelkanlage, weltweit die erste ihrer Art. Pro Tag liefert ein deutsches Edelschwein etwa 14 Liter Milch. Setzt man die Milchleistung der Schweine in Relation zu ihrem Körpergewicht, so geben sie etwa zweieinhalbmal mehr Milch als Kühe. Die Schweinemilch hat etwa 8 bis 12% Fett (Kuhmilch etwa 4%), der Eiweißgehalt ist mit etwa 6% doppelt so hoch. Die gewonnene Schweinemilch wurde in Gießen sterilisiert, vorgewärmt, mit Joghurtkulturen geimpft, sterilisiert, auf 40 °C erhitzt und dann 7 bis 8 Stunden bei Raumtemperatur aufbewahrt. Im Kühlschrank wird anschließend die Gärung gestoppt. Als Ergebnis gewannen die Wissenschaftler einen Joghurt von leicht säuerlichem Geschmack, der je nach Belieben durch Zuckerzusatz versüßt beziehungsweise mit Früchten vermischt werden kann.

aus: Gewerbe Report. Zeitschrift für die Selbständigen, 3/1987 die Lastwagen 7587 Kilometer Straßen abfahren und das Land mit ihren Auspuffen vergiften! Diese Transportketten werden natürlich, wen wundert das noch, staatlich subventioniert. Mit der totalen Öffnung der europäischen Grenzen und der „Harmonisierung" des europäischen Marktes ist, wie Experten prognostizieren, eine Verdoppelung des Lastwagenverkehrs zu erwarten.

Nun wollen wir nicht alles Unglück dieser Welt dem reisefreudigen Joghurtbecher auflasten. Aber der kleine Becher symbolisiert schon ganz drastisch den Wahnsinn einer Verschwendungs- und Wegwerfgesellschaft. Denn da bleibt ja noch zusätzlich das Problem des anfallenden, nicht recycelbaren Mega-Mülls. Allein ein Molkereikonzern wie die „Müller-Milch" des berüchtigten bayerischen Milchbarons Theobald Müller produzierte Anfang der 90er Jahre pro Jahr 20 Millionen Kunststoffbecher für Joghurt und verwandte Produkte. Wie „Deutschlands berühmtester Molkereimeister" ein bühnenwirksames Spektakel über das „Joghurtbecher-Recycling" inszenierte und die Kölner Justiz den Medienrummel stoppte, das verraten wir, lieber Leser, in einem späteren Kapitel.

Milch-Imitate, ein EG-Urteil
oder
Aus deutschen Labors frisch auf den Tisch

Der Moloch Chemische Industrie mischt inzwischen auch auf dem Ernährungssektor vom Anbau bis zum Endprodukt allgegenwärtig mit. Ob Aussaat auf chemisch überdüngten Böden, ob Lagerung mit chemischer Insekten- und Pilzabwehr, ob fabrikatorische Bearbeitung oder Entwicklung von Surrogatstoffen – die Chemie ist immer dabei. Besonders boomt seit Jahren die weltweite Branche der Nahrungsmittel-Zusatzstoffe. Einen der Schwerpunkte der Food-Designer bildet das Milch-Ersatzprodukt. Ein Milch-Ersatzprodukt ist, wissenschaftlich trocken formuliert, ein Nahrungsmittel, das Milch und Milcherzeugnisse in seiner Verwendung ersetzen kann und bei dem die wertgebenden Bestandteile der Milch, Milchfett und Milcheiweiß, ganz oder teilweise durch milchfremde Zutaten ersetzt werden.

Bis zum Juli 1990 war es in Deutschland verboten, Milch-Ersatzprodukte herzustellen. Das neue Milch- und Margarinegesetz erlaubte seit dem 1. August 1990 auch deutschen Unternehmen

Herstellung und Vertrieb jener Ernährungszwitter, die bald „Milch-Imitate", „Milch-Nachahmungsprodukte" heißen oder, hochkompliziert, „mit Milch und Milcherzeugnissen verwechselbare Erzeugnisse". Was der deutschen Gesetzgebung vorhergegangen war, ist ein echter Ernährungs-Thriller aus dem Alltag des europäischen Manchester-Kapitalismus.

Seit Jahren durften nämlich in Großbritannien, Irland, Luxemburg und den Niederlanden Milch-Imitate auf den Markt gebracht werden. Der Gesetzgeber verpflichtete die Hersteller nicht einmal, die Waren ausreichend als Imitate zu kennzeichnen und auf gesundheitliche Bedenken hinzuweisen. Belgien und Frankreich erlaubten Ende der 80er Jahre die Mischfette. Das führte dazu, daß praktisch für jedes Milchprodukt prompt ein Imitat auf dem Markt auftauchte. Nun könnte man denken, was geht uns das an, was andere Länder machen, solange sie ihren Chemieschrott nicht in unsere Supermärkte schippen. Das taten sie jedoch und mit amtlicher Hilfestellung. Die Politiker nennen das vornehm „die Harmonisierung des EG-Binnenmarktes". Das läßt ein Importverbot für Milch-Imitate nun einmal leider, leider nicht zu. Und was ist mit dem deutschen „Reinheitsgebot für Milch und Milchprodukte", also dem berühmten Paragraphen 36 unseres alten

Milchgesetzes? Das fegten die hohen Richter vom Europäischen Gerichtshof (EUGH) am 11. Mai 1989 mit einem Grundsatzurteil vom Tisch. Die deutsche Reinheitsregelung, so befanden die Juristen in Luxemburg, sei unvereinbar mit dem „Prinzip des freien Warenverkehrs" nach Artikel 30 des EWG-Vertrages. Seit diesem denkwürdigen Tag müssen alle Milch-Imitate, die in anderen EG-Staaten zugelassen sind, auch hierzulande dem Verbraucher zugemutet werden. Es lebe die freie Marktwirtschaft!

An der Spitze der Milch-Nachahmungsprodukte stehen die Streichfett-Imitate. Durch den Dschungel von Milchfetten, Mischfetten und Margarinen schaut heute kein Laie mehr durch. Für die Hersteller ist es äußerst lukrativ, den hohen Fettgehalt des Rohstoffes Milch durch billige Pflanzenfette oder gleich Imitate zu ersetzen. Diese Imitate enthalten neben Kohlenhydraten oder Proteinen einen hohen Anteil Wasser. Die Kunst der Chemie besteht aber darin, wie Zyniker bemerken, „das Wasser schnittfest zu machen". Zwar dürfen die Milch-Imitate die herkömmlichen Bezeichnungen wie Butter, Käse, Joghurt und ähnliche klassische Produktnamen nicht tragen. Auch darf die Verpackung nicht den Eindruck erwecken, daß es sich um echte Milcherzeugnisse handelt. Trotzdem ähneln die Laborprodukte ihren echten Naturalien-Brüdern und -Schwestern in ihren Verwendungsmöglichkeiten, in Geschmack und Aufmachung. Bei einem pulverförmigen Kaffeeweißer oder dem Schlagsahne-Imitat „Schlagfit" bewahren die Konsumenten ja noch eher einen skeptischen Kopf, aber bei der Mehrheit der hübsch verpackten Imitate liegt die Verwechslung und Verführung nahe. Verboten sind laut EG-Beschlüssen nur besonders dreiste Bezeichnungen wie Sojamilch, Sojaquark, Sojajoghurt, Sojacreme, Butterine, Coffee Creamer, Filled Milk.

Der Verbrauchertäuschung sind Tür und Tor geöffnet. Auch bei der gesetzlich angeordneten Zutatenliste wie Kaseinate, Säureregulatoren, Emulgatoren, Konservierungs-, Aroma- und Farbstoffe sieht kein Laie mehr klar. Selbst das Bundesministerium für Ernährung, Landwirtschaft und Forsten moniert in einem Faltblatt seines Auswertungs- und Informationsdienstes aus dem Jahr 1990: „Beim Loseverkauf, z. B. eines Brotbelags, der wie Käse aussieht und in Laibform angeboten wird, ist es kaum möglich, die Zutatenliste einzusehen. Und schwierig zu erkennen, daß es sich nicht um Käse handelt. Noch schwieriger wird es für den Verbraucher, wenn Milch-Ersatzprodukte weiterverarbeitet worden sind. So ist bei einer Pizza kaum festzustellen, ob sie mit Käse oder mit einem Käse-Ersatzprodukt belegt wurde." Zur Verwirrung des Käufers trägt überdies bei, daß die Werbeabteilungen der Imitationskonzerne den „geringen Cholesteringehalt" und den kleineren Anteil tierischer Fette betonen. Sie suggerieren damit, wider besseres Wissen, mehr Gesundheit durch Imitate.

Man kann sich vorstellen, was uns droht, wenn Nahrungsmittelgiganten wie Unilever, Dairy Crest oder Kraft Food mit ihrer langfristigen Strategie der billigen Imitate und mit ihren gewaltigen Profitspannen die europäischen Märkte erobern. In den Supermärkten der USA steht inzwischen fast jedem natürlichen Milcherzeugnis ein Milch-Imitat gegenüber, in Großbritannien und England bahnt sich eine ähnliche Entwicklung an.

Haben Sie, liebe Leser, einmal bedacht, was Sie essen, wenn Sie sich in der Tiefkühltruhe des Supermarktes eine Pizza holen, in den Backofen schieben und sie sich, wie die Jugendlichen heute formulieren, „zwischen die Kiemen ziehen"? Da meinen Sie zum Beispiel, feinen Mozzarella auf Ihrer Pizza zu haben. Tatsächlich hat der Hersteller eine Maschine gekauft, die ein undefinibles Gemisch aus Kasein und Sojaöl auf den Teig schmiert. Emulgatoren, Stabilisatoren, Aromastoffe dürfen natürlich für diesen „Käse" nicht fehlen. Würde der Pizza-Fabrikant echten Mozzarella als Zutat einkaufen, müßte er schon tiefer ins

Portemonnaie langen. Ein echter Mozzarella braucht nämlich ziemlich lange Zeit, um zu reifen. Das Mozzarella-Pizza-Imitat kommt, wie es der Zufall so will, wesentlich billiger. Allein die Amerikaner essen jährlich rund 700 Millionen Stück Billig-Pizza – und die heimischen Milchhalden erhöhen sich dort wie bei uns...

Daß eine solche Pizza im Sinne einer naturbelassenen, vitalstoffreichen Vollwerternährung nicht zu empfehlen ist, versteht sich von selbst. So eine Pizza ist, wenn Sie uns den grimmigen Scherz gestatten, eher schon ein Fall für die UNO-Menschenrechtskommission. Die skrupellosen, mit reichen Forschungsmitteln ausgestatteten Food-Designer der USA haben längst Kurs genommen auf das Traumeiland der Milch-Imitate, den Kunst-Käse. Immerhin enthielt das bisherige Imitat noch das Kasein, das die Grundlage der natürlichen Käseproduktion bildet. Das himmlische Fermentwunder Kasein hat in den Augen der Nahrungsmittelkonzerne einen teuflischen Nachteil – es ist kostspielig. Warum es nicht mit einem billigeren Eiweißträger austauschen? Gesagt, getan. Frisch aus den Labors präsentieren die amerikanischen Zauberlehrlinge inzwischen einen Käse-Homunculus, der dem echten Käse frappierend ähnlich scheint und selbstverständlich ungleich preiswerter als dieser in der Herstellung ist.

Schauen wir das Innenleben dieses compositum mixtum (zu deutsch: dieser zusammengerührten Ungeheuerlichkeit) an, so stoßen wir auf eine Hochstaplerin, die Sojabohne; sie liefert das Eiweiß (25%) der Käseattrappe. Die übrigen 75% bestehen aus Pflanzenöl, Wasser, Lezithin, Salz, Geliermitteln, Gelatine als Stabilisatoren, Xanthan-Gummi, Carrageen, dem nordatlantischen Rotalgensubstrat, und schließlich, sehr wichtig, Aromastoffen zur Überdeckung des miesen Eigengeschmacks. Einziges und ausschließliches Ziel der Nahrungsmittelkonzerne ist der Profit. Die Soja-Bohne haben sie zur Königin des Nahrungsmittel-Design ausgewählt. Das billige Sojaeiweiß, so spekulieren sie, läßt sich als „Double" für die teuren tierischen Produkte einsetzen. Nicht nur Käse und Butter und Sojamilch, nein auch Fleisch ist grundsätzlich aus der Retorte zu mixen.

Die in ihrer unbearbeiteten Form schlechthin ungenießbare Superbohne Soja erweist sich als der billige Jakob des Rohstoffmarktes. Von Prof. Friedrich Hülsemeyer von der Bundesanstalt für Milchforschung in Kiel stammen die folgenden enthüllenden Angaben: „Als Ersatz für Milchfett kommt eine Mischung von Soja- und Palmöl, als Ersatz für Milcheiweiß Sojaisolat in Betracht. Diese Preise der Ersatzprodukte belaufen sich derzeit im Durchschnitt auf zirka 250 Mark pro 100

91

Kilo für Sojaöl, 400 Mark pro 100 Kilo für Palmöl, 600 Mark pro 100 Kilo für Sojaisolat." Für 100 Kilo Milchfett muß die Industrie dagegen 875 Mark berappen, für Kasein 1200 Mark pro 100 Kilo! Daß die Soja-Plagiate die Milch-Krise in der EG, also Milchseen und Butterberge, nur noch vergrößern, sei noch einmal kritisch angemerkt.

Wenn Sie zum Beispiel die Käseimitate „Trenta" und „Vitessa" im Supermarktregal entdecken, wissen Sie, woran Sie sind – Sie haben zwei profitable Hochstaplerprodukte der niederländischen Firmen „Westland Kaasexport" und „Frico" vor sich. Boykottieren Sie als verantwortungsbewußter Verbraucher das Vordringen dieses Chemiemülls in die Küchen. Je komplizierter ein Nahrungsmittel produziert wird, desto weiter hat es sich von der Natur entfernt, desto vitalstoffärmer ist es. Mitten im Überfluß hungern wir stolzen Zivilisationsbürger an Vitalstoffen. Das lawinenartige Anwachsen der ernährungsbedingten Zivilisationskrankheiten von der Karies über die Arthrose, Arteriosklerose, Infarkt bis zum Krebs ist der Preis für unsere Selbstvertreibung aus dem Paradies der Schöpfung und ihrer reichen Angebote an – lebendigen – Lebensmitteln. Imitate? Pfui Deibel!

Künstlicher Milchshake mit Darm-Auslaufsperre

Veit Kostka*

Die deutsche Firma Schanze hat eine europäische Patentschrift für Milchersatz, welcher aus Milchrückständen und diversen Abfällen hergestellt werden soll, verfaßt. Ihr Inhalt: „Flüssige Nachprodukte" der modernen Molkereitechnik werden mit „bearbeiteten Schlachtabfällen, Lederabfällen, Abfällen der Fleisch- und/oder Fischindustrie", aber auch mit „Kartoffelschälabfällen" oder „künstlich gezüchteten Einzellern" vermengt und in Säure gerührt. Die Endprodukte „besitzen einen guten Geschmack und ein weißes bis gelbliches Aussehen..."

Was zunächst wie der absurde Einfall eines übergeschnappten Lebensmitteltechnikers erscheinen mag, ist in Wirklichkeit Bestandteil einer ganzen Liste von Patentanmeldungen auf neuentwickelte biotechnische Verfahren in der Bundesrepublik, teils europaweit. Nahrungsmittelkonzerne wie Nestlé, aber auch Chemiekonzerne wie

* Der Verfasser des obenstehenden Beitrags ist Tierarzt (Universität Gießen) und Mitglied der „Arbeitsgemeinschaft Kritische Tiermedizin" (AGKT).

Hoechst oder sogar Waschmittelkonzerne wie Procter & Gamble versuchen damit, sich Positionen in der Nahrungsmittelbranche zu sichern, da diese momentan die profitabelste ist. Procter & Gamble haben in den USA bereits die Zulassung eines cholesterin- und kalorienfreien Fettersatzstoffes beantragt, mit dem sie unter anderem einen Milchshake für Abmagerungswillige herstellen wollen, dem zur Verhütung von Durchfällen durch die nicht resorbierten Kunstfette ein „Anti-Anal-Leakage-Agent" (eine Schließmuskel-Auslaufsperre) zugesetzt ist.

Die Unternehmen versuchen, mit der Einführung des Binnenmarktes der Europäischen Gemeinschaft (EG) bis 1992, der den freien Verkehr aller Waren innerhalb der Mitgliedsstaaten zum Ziel hat, die verschiedenen nationalen Imitationsverbote für Lebensmittel abzuschaffen. Dies betrifft in der Bundesrepublik vor allem das Verbot, Milch und deren Erzeugnisse nachzuahmen und zu verkaufen. Fällt dieses Verbot, so wird der Weg frei für Produktion und Vertrieb von Kunstkäse, Butterimitaten, Kondensmilchersatzprodukten (Kaffeeweißer) und dem erwähnten Milchersatz. Butter besteht zu 80% aus Milchfett, Milchhalbfett (light butter) zu 40%, doch in ihren Imitaten wird das tierische Fett in wechselnden Anteilen, manch-

mal auch vollständig, durch Soja- oder Sonnenblu-
menöl ersetzt.

Nicht frei von Rückständen

Soja ist zwar ernährungsphysiologisch positiv zu
bewerten. Doch stammt der größte Teil der in
Europa verwendeten Sojaprodukte aus der industrialisierten Landwirtschaft. Deshalb ist er nicht
frei von Rückständen aus Pflanzenschutzmitteln.
Die Unbedenklichkeit hinsichtlich der Rückstände aus der großtechnischen Verarbeitung von
Soja, die unter Zuhilfenahme chemischer Extrak-
tionsverfahren (organischer Lösungsmittel) ver-
läuft, ist zweifelhaft. Hinzu kommen Emulgatoren, Geschmacksverstärker und Farbstoffe, da die
Substitute ohne diese Hilfsmittel nicht den Charakter des Naturproduktes erreichen.

In anderen Ländern haben die Butter- und
Milchhalbfettimitate bereits massiv Marktanteile
gewonnen; in den USA beispielsweise 72%, in
Schweden 30% und in England und Irland jeweils
um die 15%. Ähnlich sieht es bei den Käseimitaten
aus. Auch hier wird das Milchfett durch Sojaöl
ersetzt, Geschmack und Farbe durch entsprechende Zusätze hergestellt. Zwar haben Käseimitate in anderen Ländern noch nicht so große

Marktanteile erobert, doch glaubt man, EG-weit langfristig bis zu 10% der Käseproduktion substituieren zu können.

Was macht diese Produkte so attraktiv für die Nahrungsmittelindustrie? Pflanzliche Fette können zollfrei in die EG eingeführt werden und sind somit erheblich billiger als das preisgestützte Milchfett, die Imitate werden jedoch, wie die Erfahrungen in den zuvor genannten Ländern zeigen, gerade nicht billiger, sondern aufgrund ihrer Eigenschaften (Streichfähigkeit, Cholesterinarmut, Kalorienarmut) und deren offensiver Vermarktung unter dem Banner des „Qualitätsproduktes" teils erheblich teurer als das Original verkauft. Weiterhin bedingt die Sättigung der Märkte die Notwendigkeit, neue Produkte einzuführen und für den Verbraucher attraktiv zu machen; neue Bedürfnisse werden geweckt und anschließend befriedigt.

Vor allem die Fertiggerichteindustrie, die Fast-Food-Ketten und Großkantinen sind Zielgruppen für die Vermarktung der (hier billiger angebotenen) Imitate. Dem Verbraucher wird hierbei die Entscheidungsfreiheit Imitat/Original vollständig entzogen. Die Auftrennung der Butter in ihre einzelnen Fettbestandteile und deren Neuzusammensetzung ist bislang noch verboten, dürfte jedoch unter dem Konkurrenzdruck der Imitate erlaubt werden; Imitat und Original nähern sich einander immer mehr an, wobei das Imitat in der Werbung mit den positiven Eigenschaften des Originals und seinen eigenen, neuerworbenen wirbt.

Ein Trend

Der Trend zur Fraktionierung von Grundnahrungsmitteln, das heißt das Aufspalten bis in ihre kleinsten Bestandteile, beispielsweise die Fettsäuren, und die Aussonderung bestimmter Bestandteile wie Cholesterin sowie das darauffolgende Zusammensetzen zu ähnlichen bis hin zu völlig anderen Produkten unter Zuhilfenahme von „Biomassen" wie Bakterieneiweiß oder Schlachtabfällen breitet sich immer weiter aus.

Eine EG-weite Imitatproduktion hätte zum einen ernährungsphysiologisch-gesundheitliche Konsequenzen, zum anderen wäre sie im landwirtschaftlichen Bereich von strukturpolitischer Bedeutung: Die Herstellung von Imitaten geht mit dem Einsatz neuer Techniken und einer tiefgreifenderen Veränderung der Grundstoffe als bisher üblich einher. Beim Kunstkäse bestehen bereits berechtigte Zweifel an seiner gesundheitlichen Unbedenklichkeit. Ferner werden Nährstoffzusammensetzung und Nährwert verändert, und es kommt zu einem immensen Anstieg des Gehaltes an als gesundheitlich bedenklich geltenden Zusatzstoffen, deren Einsatz notwendig wird, da die Imitate sonst den Originalen nicht hinreichend ähneln.

Agrarpolitisch kann die Folge eine erneute Kürzung der Milchquoten sein, da die Ersatzstoffe schätzungsweise zwischen 6 und 10 Millionen Tonnen Milch vom Markt verdrängen dürften. Das würde den Untergang weiterer 7000 bis 12 000 landwirtschaftlicher Betriebe bedeuten. Auch die kleineren Molkereien würden im Kampf um Marktanteile bei der gleichzeitig notwendigen Einführung neuer Techniken, die mit erheblichen Investitionskosten verbunden ist, auf der Strecke bleiben.

entnommen:
Süddeutsche Zeitung vom 19. 01. 89. Quelle: Fink, Andrea „Kunstkäse. Nein Danke", Hrsg.: Arbeitsgemeinschaft Bäuerliche Landwirtschaft e.V. Nordrheda 3, 4840 Rhede-Wiedenbrück.

> „Wir leben in einem
> gefährlichen Zeitalter.
> Der Mensch beherrscht die Natur,
> bevor er gelernt hat,
> sich selbst zu beherrschen."
> *Albert Schweitzer*

Sojamilch – eine Alternative, die keine ist, und ein Dritte-Welt-Krimi

Wenn wir über Milch sprechen, müssen wir auch über die sogenannte Alternativmilch, die Sojamilch, kurz aufklären. Die Sojabohne gilt als Wunderbohne und ist eines der Lieblingskinder der Agrarwissenschaftler und Nahrungsingenieure. Erst recht haben die Reform- und Naturkostszene, aber auch unwissende junge Mütter ihre Begeisterung für die „Sojamilch" entdeckt. Als hochwertiges „Naturprodukt" wird sie empfohlen, und die Soja-Lobby singt ein pauschales Loblied: „Isoliertes Sojaprotein ist die reinste Form von kommerziell verfügbarem Sojaeiweiß. Optimale ernährungsphysiologische und funktionelle Eigenschaften, verbunden mit hoher Wirtschaftlichkeit, haben es zu einem wertvollen Grundstoff in vielen Bereichen der Nahrungsmittelindustrie werden lassen. Die Isolate von Protein Technologies International haben einen Eiweißanteil von über 90%. Ihr Einsatz in Lebensmittelprodukten verbessert deshalb nicht zuletzt deren Nährwertqualität" („Protein Technologies International informiert", Mai 1989).

Die Propaganda vom „hochwertigen" Sojaprotein verschweigt einen kleinen, aber entscheidenden Umstand, die Existenz oder Nichtexistenz von nativem Eiweiß. Hochwertiges, lebenserhaltendes Eiweiß ist allein, wie wir seit Prof. Kollaths Forschungen wissen, jenes, das nicht durch Hitzeeinwirkung denaturiert, das heißt in seiner physikalischen Struktur und biologischen Wirksamkeit verändert wurde. Lebendiges, so pflegte der Kinderarzt Prof. Mommsen so schön zu formulieren, kann nur aus Lebendigem entstehen. Genau dieses wertvolle native Eiweiß kann die Sojabohne nur roh oder im gekeimten Zustand bieten. Also etwa im fermentierten, unerhitzten „Sojaschrot", zum Beispiel Tempeh. Man kann aus Soja grundsätzlich kein Frischkorngericht wie mit Getreide gewinnen. Was hat es nun mit „Sojamilch" auf sich? Antwort: Das gleiche wie mit dem berühmt-berüchtigten Tofu. Beide sind nur aus erhitztem, aufgekochtem Sojabrei gewonnen. Sie enthalten folglich in unterschiedlicher Konzentration denaturiertes Eiweiß. Damit man dieses Kunstprodukt überhaupt in den Magen bringt, wurde es von den Nahrungsmittelsynthetikern erst einmal konzentriert, strukturiert und aromatisiert. Während man Kuh- oder Muttermilch roh trinken kann, ist das mit der Sojamilch völlig unmöglich. Der wäßrige Eiweißauszug aus Soja ist in seiner noch unbearbeiteten Form ungenießbar – allein der sprachliche

Etikettenschwindel rückt ihn in die Nähe der Milch. Schlimmer noch: Die Soja„milch"präparate werden mit Fabrikzucker und Aromen wie Erdbeer und Vanille künstlich aufgepeppt und den Kindern offeriert. Die Zahnärzte dürfen sich anschließend an den versauten Zähnen freuen! **Sojamilch hat in der Kinderernährung nichts, aber auch gar nichts zu suchen.** Wenn eine Mutter nicht mehr stillen kann, soll sie sich im Zweifelsfall mit der bewährten Frischkornmilch oder der Frischkornmandelmilch behelfen. Insgesamt gilt: Ein abgestilltes Kind braucht keine Milch mehr.

Ich (Dr. M. O. Bruker) schreibe das nicht von einer hohen theoretischen Warte aus, sondern aus konkreter Erfahrung als jahrzehntelanger Klinikchef und aus der Praxisarbeit. Ich erinnere mich noch gut, wie wir eines Tages bei einem wenige Monate alten Säugling im Krankenhaus vor einem unerklärlichen Rätsel standen. Das Kind litt unter schlimmen Hautausschlägen. Wir behandelten das arme Wurm ganzheitlich und setzten es strikt auf tierisch eiweißfreie Kost. Trotzdem wurde der Zustand des kleinen Patienten einfach nicht besser. Hatten wir etwas falsch gemacht, fragten wir uns. Hatten wir etwas übersehen? Das Rätsel löste sich schlagartig, als wir eines Tages die ängstliche Mutter ertappten, wie sie ihrem Kind heimlich Sojamilch zufütterte. Wir klärten die Mutter auf, das

Zufüttern mit Sojamilch unterblieb ab sofort, das Kind genas postwendend...

Damit wir uns nicht mißverstehen, liebe Leserin und lieber Leser, gegen Sojabohnen als Gemüse, Eintopf, Sprossen oder als Zugabe zur Frischkost, genauso wie eine leckere Sojasauce zur Geschmacksverfeinerung, ist nichts einzuwenden. Aber für die Soja-Präparate gilt eben grundsätzlich das, was zu allen denaturierten Eiwcißen und sonstigen Präparaten gesagt werden muß: Sie bringen nicht nur nichts, sie schaden oft sogar. Aus meiner Behandlung von Rheumatikern und sogenannten Allergikern weiß ich, daß eine Ernährung auch mit denaturierten pflanzlichen Eiweißstoffen die Heilung bzw. Besserung der Krankheitserscheinungen behindern, ja sogar unmöglich machen kann.

Von der Reform- und Naturkostszene, die an den Sojaprodukten vorzüglich verdient, wird gerne die Legende von der Sojabohne als der Wunderwaffe gegen Hunger und als Geldquelle für die Kleinbauern in der Dritten Welt gestrickt. Das kommt natürlich bei der fortschrittlichen Käuferschicht gut an. Leider stimmt die Heiligenlegende der Sojabohne von hinten und von vorne nicht. Schauen wir uns das Dritte-Welt-Drama um die Sojabohne einmal wissenschaftlich an.

Wie kaum eine andere Pflanze eignet sich die Sojabohne zur maschinengerechten Massenpro-

Verelendung
durch
Veredelung

Die Sojaernte eines Hektars könnte in Brasilien den Eiweißbedarf von 5000 Menschen decken. Wenn aber dieselbe Menge als Viehfutter auf die große Reise geht und zu Fleisch „veredelt" wird, wie das heißt, dann können in Europa davon nur 191 Menschen leben. Soja als Futtermittel ist keine Veredelung, sondern bedeutet Verelendung.

Um ein 250-g-Steak zu produzieren, sind 1250 g Getreide nötig. Aus derselben Getreidemenge kann ein Auflauf bereitet werden, der unmittelbar 15 Personen satt macht.

(nach Franz Alt in der Fernsehsendung REPORT vom 7. Oktober 1987) duktion in gewaltigen Monokulturen mit geballtem Chemieeinsatz. Die Sojabohne ist mit ihren riesigen Erträgen eine Nährstoffbombe und als devisenbringendes Exportgut prädestiniert. Warum wird sie nicht gefördert, kann man sich da jetzt fragen, wenn es doch die Weltbevölkerung zu ernähren hilft und den Kleinbauern ihre Existenz sichert. Beides ist falsch. Anfang der 60er Jahre forcierten die Regierung Brasiliens, die USA, supranationale Konzerne und internationale Banken mittels Krediten und „Entwicklungsprogrammen" den Sojaboom in Brasilien. Die Börse in Chicago diktierte die Preise, nicht der lokale Markt. Dies führte binnen weniger Jahre, klassisch kapitalistisch, zur Verdrängung der Klein- und Mittelbauern und Landflucht der Bauern zugunsten der weiteren Konzentration des Großgrundbesitzes. Während weite Teile der Landbevölkerung verelendeten, führte die Abholzung des Waldes, die Versteppung der Böden und die Vergiftung der Fluten zur ökologischen Dauerkatastrophe.

Ein Karl Marx oder ein Silvio Gesell hätten diesen brutalen Vorgang der Vergewaltigung von Mensch und Natur durch das große Geschäft nicht besser schildern können. Der Sojaboom verschlimmerte im Endeffekt den Hunger und die Kluft zwischen den reichen Industrieländern und der

Dritten Welt. Denn Soja wurde natürlich nicht für die Bioläden in den alternativen Stadtteilen deutscher Großstädte übers Meer transportiert, sondern als Futtermittel, vor allem für die Schweinemast, exportiert. Über den ökologisch wahnsinnigen Weg der Tiermast landet endlich das Soja als Schnitzel auf den Tellern der ohnehin übergewichtigen Europäer, während im Erzeugerland Brasilien Hunger und Ausbeutung wachsen.

Der Vorgang ist – wir scheuen das Wort nicht – kriminell: Erst knöpfen die Agrokonzerne und Großgrundbesitzer auf dem kalten Weg ökonomischer Vertreibung den Bewohnern das Land ab, auf dem sie sich jahrhundertelang mit einheimischen Produkten wie Mais, Maniok und Tierhaltung versorgen konnten, dann schickt man die Sojaernten ins vergleichsweise steinreiche Europa und die USA. Jeder intelligente Zeitungsleser weiß, daß man der brasilianischen Hungersnot nur durch Mischkulturen und die millionenfache Stützung kleinbäuerlicher Betriebe beikommen kann, aber das Big Business des industrialisierten Weltmarktexports geht über Leichen. Ganz zynisch wird es dann, wenn der größte brasilianische Soja-Konzern Olvebra Werbung macht für sein Produkt „Novomilk". Das gezuckerte und aromatisierte Präparat Sojamilch sei die ideale Lösung der Ernährungsprobleme Brasiliens (vgl. Bericht der unabhängigen BUKO-Vertreter vom Soja-Kongreß 1986 in Porto Allegro, Rundbrief 3/87).

Wen wundert es dann noch, wenn Nestlé ins Sojageschäft einsteigt mit zwei Forschungsschwerpunkten „Geschmack" und „Haltbarkeit" („Rheinischer Merkur", 6.6.87). Aufmerksamen Lesern empfehlen wir einmal, durch bundesdeutsche Supermärkte zu bummeln und die „Bio"-Produkte der Marke alevita wie „Vollkorn-Soja-Puffer" und die reizenden „Sojalini" zu entdecken. Natürlich gibt die Soja-Lobby unter dem Namen „Protein Technologies International" eigene Informationsdienste wie „Informationsbüro Sojaprotein und gesunde Ernährung", „Interfood" etc. heraus. Diese Art „unabhängiger" Informationsdienste kennen wir ja hinlänglich von der deutschen Zuckerlobby und der Milchlobby.

Wer mehr über diese Zusammenhänge erfahren will, der lese die exzellente Analyse unserer Redakteurin und studierten Biologin Ursula Jünger, die sie in „Der Gesundheitsberater" 10/89 verfaßt hat, auf die wir uns in diesem Soja-Kapitel stützen. Besonders erschüttert uns eine Statistik über den Soja-Anbau, die sie da zitiert. Hinter den dürren Zahlen verbirgt sich eine Tragödie der künstlich herbeigeführten Massenarbeitslosigkeit, die allen Sojamilch-Freunden zu denken geben dürfte: „88% des brasilianischen Soja-Anbaus erfolgten

106

auf Flächen, die früher in der Regel arbeitsintensi-
ven Nahrungsmittelkulturen gewidmet waren,
wie zum Beispiel Reis, Bohnen, Maniok, Kartoffeln, Zwiebeln, Milchwirtschaft und Schweine-
zucht. Wo früher sieben bis acht Arbeiter diese
Produkte für den lokalen Markt anbauten, wird
heute **eine** Arbeitskraft benötigt, um Soja anzu-
bauen." Sojamilch? Nein, danke!

„Durch den vollkommenen Mangel
an Vernunft in der Küche
ist die Entwicklung des Menschen
am längsten aufgehalten
und am schlimmsten beeinträchtigt
worden."

Friedrich Nietzsche

H-Milch – eine nochmals totgeschossene Leiche

„Hausfrauen wissen, was für ihre Familien gut ist", so rühmte die deutsche Milchwirtschaft am 20. 11. 1984 in einer von ihr gesponserten Seite in den „Winsener Anzeigen". Hausfrauen wissen, „was ihnen den Einkauf und die Haushaltsführung erleichtert und nicht zuletzt, was durch preisgünstigen Einkauf die Haushaltskasse schont: H-Milch. Wobei ‚H' für ‚haltbar' steht, denn die Milch wird in der Molkerei vor dem Verpacken sekundenschnell auf 135 bis 150 °C ultrahocherhitzt. Dadurch werden die schädlichen Bakterien abgetötet, während die wertvollen Vitamine weitgehend erhalten bleiben. H-Milch kann daher in der ungeöffneten Originalpackung ohne Kühlung gut sechs Wochen lang gelagert werden." Die Milchlobby gerät ins Schwärmen: „H-Milch – vor etwa 20 Jahren hierzulande noch unbekannt – hat die Hausfrauen inzwischen so überzeugt, daß mehr als die Hälfte aller hier gekauften verpackten Milch eben H-Milch ist."

Die Milchwirtschaft wäre natürlich keine kapitalistische Unternehmung, wenn sie nicht alles daran setzte, auch die andere satte Hälfte der deutschen Hausfrauen zur ultraerhitzten Milch der frommen Denkungsart zu bekehren. Für diese Art der Zeltmission sind sich die Herren von der weißen Lobby natürlich zu fein. Die sogenannte Wissenschaft muß her. Mit der Wissenschaft läßt sich heute ja schier alles beweisen, vor allem, daß der Schöpfer bei der Erschaffung der Welt zu dumm war, die Kuh mit einer H-Milch-Drüse auszustatten! Natürlich mußte die milchwirtschaftliche, Verzeihung, milchwissenschaftliche Kurie um den Gießener „Milchpapst" Prof. Edmund Renner her. Die Ergebnisse ihres – von wem wohl finanzierten? – Kreuzzugs lesen sich dann in den „Winsener Anzeigen" vornehm so: „Wissenschaftler von der Milchwirtschaftlichen Abteilung der Universität Gießen wollten es genau wissen und starteten eine repräsentative Verbraucherbefragung. Es ging um Motive für den Kauf von H-Milch. Natürlich fielen die Prozentzahlen in den verschiedenen Bundesländern, in Großstädten und Ballungsgebieten, in Kleinstädten und auf dem flachen Land unterschiedlich aus. Insgesamt aber ergaben sich bundesweit folgende Werte: 39%: Problemlose Vorratshaltung. 29%: Lange Haltbarkeit. 19%: Keine Kühlung erforderlich. 19%: Preisgünstiger Einkauf."

Zur Information: Unter Pasteurisieren versteht man die Erwärmung der Milch auf rund 60 °C,

dann die maximal 40 Sekunden lang dauernde
Erhitzung auf bis zu 74 °C. Das Produkt nennt
sich dann „Frischmilch"; sie ist zum alsbaldigen
Verbrauch bestimmt. Die ultrahocherhitzte Milch
wird hingegen einer bis zu drei Sekunden währen-
den Erhitzung bis zu 150 °C unterzogen. Die
derart geglühte Milch ist tot, das heißt, sie birgt
keine vermehrungsfähigen Keime mehr. Da somit
auch die Milchsäurebakterien getötet wurden,
kann die H-Milch auf natürliche Weise nicht mehr
säuern. Die Friedhofsruhe macht es, daß die –
verschlossen gehaltene – H-Milch mindestens (!)
sechs Wochen, also 42 (!) Tage haltbar ist... Dem
Leser und Verbraucher möchten wir an dieser
Stelle eine vielleicht unappetitliche, aber um so
gültigere Wahrheit in Erinnerung rufen: Es ist das
Gütezeichen naturbelassener Lebensmittel, daß
sie nach einigen Tagen zu verderben beginnen.
Wenn ein Nahrungsmittel „unverwüstlich" ist, sei
es Milch, Brot oder Gemüse, dann muß man auf
der Hut sein – es liegt fast immer ein chemischer
Konservierungs- und Fremdstoff vor oder eine
industrielle Präparierung.

Natürlich unternimmt die Milchwirtschaft die
derart bedeutsame und kanonische Verkündigung
des gnadenspendenden Sakraments der H-Milch
nicht ohne den ausdrücklichen Segen „urbi et
orbi" des Milchpapstes Edmund Renner. In den

110

genannten „Winsener Anzeigen", aber auch unzähligen „wissenschaftlichen" und populären Auslassungen, meldet sich der langjährige Leiter des Bereichs Milchwirtschaft der Justus-Liebig-Universität beflissen zu Wort. Auf die Frage, „nun wurde wiederholt in der Presse der H-Milch vorgeworfen, sie sei aufgrund der Herstellungsweise nicht mehr so ‚nahrhaft' wie die pasteurisierte Frischmilch", antwortet der Unfehlbare auf dem Milchthron erhaben: „Jedes Verfahren hat zwangsläufig Vor- und Nachteile. Beim Ultrahocherhitzen haben wir jedoch überwiegend Vorteile, so daß die relativ geringen Nachteile dadurch mehr als wettgemacht werden." Die Erhitzung von „nur für ein paar Sekunden" sei ja nur „kurzzeitig" und verursache lediglich „geringfügige Geschmacksbeeinträchtigungen". Renner rühmt die H-Milch als „problemloses Produkt" des Handels, „das er entsprechend preisgünstig anbieten kann".

Mit der letzten Äußerung liegt Renner durchaus nicht falsch. Denn bereits 1978 stellte die deutsche Milchindustrie intern freimütig fest: „Den weitaus größten Nutzen ... ziehen jedoch kaum die Molkereien, die Verbraucher nur beschränkt und auf keinen Fall die Milcherzeuger, sondern vor allem der Lebensmittelhandel, in erster Linie Verbrauchermärkte, Warenhäuser, Filialbetriebe und

Handelsketten" (Deutsche Molkerei Zeitung 1977/78, S. 686, zit. nach Eva Kapfelsperger/Udo Pollmer, Iß und stirb. Chemie in der Nahrung, Köln 1992, S. 202).

In dem erwähnten Sponsor-Bericht der „Winsener Anzeigen" scheut der Milch-Missionar Renner keine krummen Glaubenstricks bei seinem Bekehrungsversuch. Auf die Nachteile der Milcherhitzung angesprochen, versteigt sich Renner zu kühnen Behauptungen: „Durch das Ultrahocherhitzen werden nicht nur alle vermehrungsfähigen, unerwünschten Keime beseitigt. Auch einige Inhaltsstoffe der Milch werden zwangsläufig verändert, wenn auch längst nicht in dem Maße, wie es manchmal von Laien dargestellt wird. Die Eiweißbausteine verändern zwar teilweise ihre Struktur – dies nennt man Denaturierung –, was aber sogar positiv beurteilt werden kann, da deswegen die H-Milch leichter verdaulich wird. Sehr geringe Verluste gibt es bei den Vitaminen B1, B6, B12, Folsäure und C. Milchzucker und Milchfett werden dagegen nicht beeinträchtigt, und auch die wichtigen Mineralstoffe bleiben unverändert. Alles in allem: viele Vorteile, aber wenig Nachteile."

Wir können da nur noch gequält aufseufzen. Der Murks mit der Milch nimmt kein Ende. Da wird die minderwertige H-Milch von der Milchindustrie und ihren wissenschaftlichen Wasserträgern als „absolut vollwertig" bezeichnet. Die „leichte Verdaulichkeit" loben sie, ebenso die „Keimfreiheit" – und der arme Verbraucher vermag nicht zu erkennen, daß er, wieder einmal, gefährlichen Werbeaussagen der Nahrungsmittelindustrie aufsitzt. Tatsächlich wird inzwischen denn auch 70% des Milchmarkts durch H-Milch abgedeckt. Insider wissen natürlich, daß H-Milch im Sinne des Ernährungsforschers Kollath („Laßt die Nahrung so natürlich wie möglich") getrost als tote Nahrung bezeichnet werden darf. H steht bei der H-Milch ja für haltbar – nicht für „homogenisiert" –, und das ist sie denn ja auch, in ungeöffneter Packung sechs Wochen bei warmer Zimmertemperatur. **H-Milch ist tot wie eine Leiche, die man sicherheitshalber noch einmal erschossen hat.** Die Leiche würde allerdings nach sechs Wochen stinken. Um diesen „Fortschritt" zu erreichen, wird in die Rohmilch auf 150 °C erhitzter Wasserdampf injiziert, gleichzeitig wird sie entgast, das heißt, der Sauerstoff wird entzogen. Dazu erfolgt eine Homogenisierung. Dabei werden die in der Milch vorkommenden Fettkügelchen unter hohem Druck zertrümmert, so daß sie sich (homogen) verteilen und die Milch nicht mehr aufrahmt. Der Fettgehalt wird außerdem einheitlich auf 3,5% „eingestellt".

Das, was der ganzheitlich empfindende und

Die Milch in ihrer natürlichen Verpackung

Die Kuh gibt uns mit ihrer Milch ein gesundes und vielseitiges Nahrungsmittel. Deshalb ist es für uns so wichtig, das Gute in der Milch zu bewahren, das der Mensch täglich zum Leben braucht.

H-Milch — die haltbar verpackte, hochwertige Milch mit den vielen Vorzügen

Prof. Dr. Edmund Renner, Professor für Milchwissenschaft an der Justus-Liebig-Universität in Gießen, h in zahlreichen Untersuchungen die Hochwertigkeit a modernen H-Milch bestätigt:

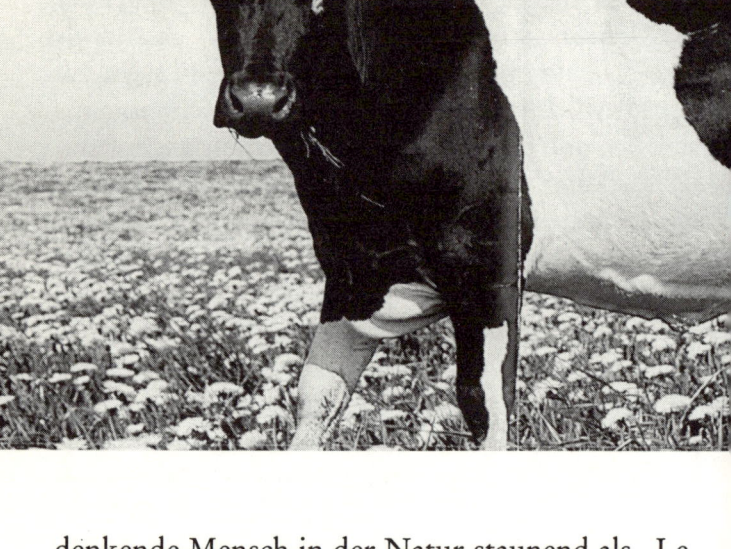

denkende Mensch in der Natur staunend als „Leben" wahrnimmt, bleibt bei der Produktion dieser „Konservendose" Milch mit ihrem notorisch dünnen Geschmack auf der Strecke. Fragen Sie mal einen echten, noch mit der Natur verbundenen

114

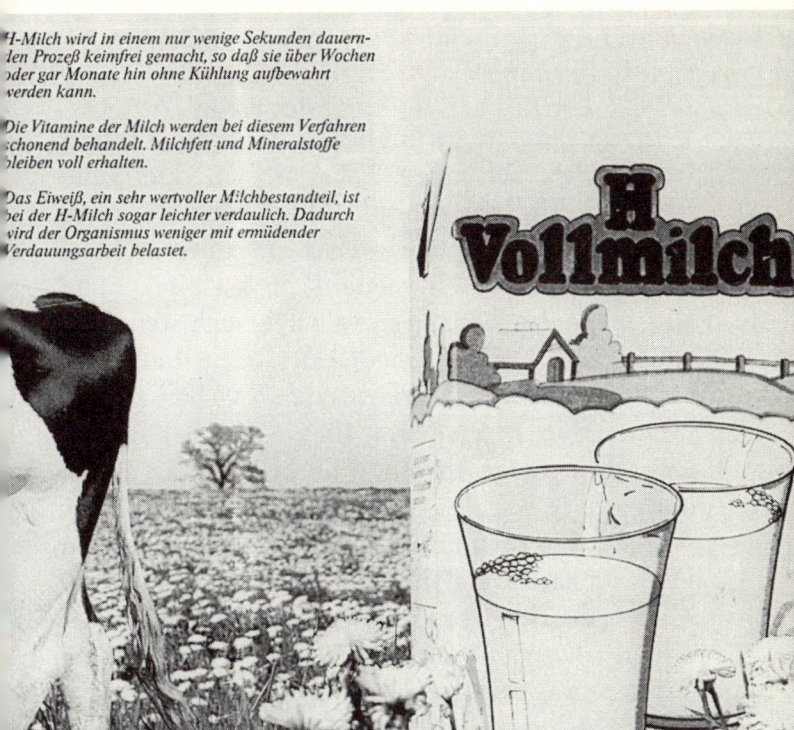

*H-Milch wird in einem nur wenige Sekunden dauern-
den Prozeß keimfrei gemacht, so daß sie über Wochen
oder gar Monate hin ohne Kühlung aufbewahrt
werden kann.*

*Die Vitamine der Milch werden bei diesem Verfahren
schonend behandelt. Milchfett und Mineralstoffe
bleiben voll erhalten.*

*Das Eiweiß, ein sehr wertvoller Milchbestandteil, ist
bei der H-Milch sogar leichter verdaulich. Dadurch
wird der Organismus weniger mit ermüdender
Verdauungsarbeit belastet.*

Reklame der Milchlobby

Bauern, ob er für sich die H-Milch der Frischmilch
direkt aus dem Stall vorzieht! H-Milch, das bedeutet Verarmung und Entnatürlichung: Verlust
bzw. Wertminderung von Vitaminen, Enzymen,
Aromastoffen, Denaturierung des Eiweißes,

Verlust anderer biologischer Wirkstoffe, der Stoffe also, die den Faktor Leben ausmachen. Nun spricht Edmund Renner beschönigend von einer Erhitzung der ursprünglichen Bauernmilch „nur für ein paar Sekunden". Wir meinen: Der vehemente Verfechter der H-Milch und Vertreter milchwirtschaftlicher Interessen sollte sich als Professor – der Name leitet sich von „Bekenner" ab – einem hochherzigen Selbstversuch stellen. Er sollte einmal seine Finger oder einen beliebigen anderen Körperteil auf eine 150 °C heiße Platte legen, natürlich auch „nur für ein paar Sekunden". Danach wird er wissen, was „Leben" ist beziehungsweise war.

Nach den revolutionierenden Forschungen von Prof. Kollath wird jegliches Eiweiß, auch das der Milch, durch Erhitzung denaturiert, es verliert seinen „nativen" Charakter. Diese biologischen Veränderungen können durch chemische Analysen nicht festgestellt werden. Die herkömmliche Ernährungsphysiologie basiert auf rein chemisch-analytischen Laboruntersuchungen; die Versuche am Lebendigen fehlen vollständig. In den sogenannten Mesotrophieversuchen stellte Kollath fest, daß Ratten, die mit Kasein (Milcheiweiß) ernährt werden, bei voller Gesundheit – auch in mehreren Generationen – bleiben. Im Gegensatz dazu treten bei Ratten, die man mit Kasein füttert, das bei 73 °C mit Alkohol extrahiert wurde, tief-greifende Gesundheitsschäden auf! Diese Veränderungen beruhen auf der Denaturierung des Eiweißes.

Natürlich sind diese Schäden nur nachweisbar, wenn das Versuchsobjekt als Eiweiß lediglich die verschiedenen Kaseinarten erhält; sie werden aber überdeckt, wenn das Lebewesen, zum Beispiel der Mensch, noch andere Eiweißquellen in seiner Nahrung hat. So kann man natürlich bei Kindern, die erhitzte Milch zu sich nehmen, keine wissenschaftlich gültigen Aussagen über den Nachteil dieser Milch machen, da eben das Kind noch andere Lebensmittel zu sich nimmt. Solche exakten Aussagen sind nur im Tierfütterungsversuch möglich. Leider werden aber die wissenschaftlichen Forschungsergebnisse des Ernährungspioniers Kollath in der herkömmlichen Ernährungslehre ignoriert. Dies ist natürlich Wasser auf die Mühlen der Nahrungswirtschaft.

Man kann nicht sagen, daß erhitzte Milch wert-los sei, aber sie ist biologisch durch die Denaturierung des Eiweißes, also durch den „Verlust des Lebens", nicht mehr vollwertig. Die wiederholt auftauchenden Auslassungen über eine angebliche Schutzwirkung der Erhitzung auf das Eiweiß sind rein akademischer Art und wissenschaftlich nicht gesichert; sie widersprechen jedoch den wissenschaftlich gesicherten Forschungen Kollaths, daß Erhitzung keinen Schutz, sondern Nachteile bringt. Man muß sich hierzu eine einfache Grundüberlegung vor Augen führen: Da das Leben bei einer Erhitzung über 43 °C erlischt, ist es für die Frage der Denaturierung relativ gleichgültig, ob die Milch auf 60 °C, 70 °C, 80 °C oder 100 °C erhitzt wird – natürlich nur in Hinsicht auf die Denaturierung des Eiweißes. Es gibt eben kein töter als tot...

Schlimmer noch: Es ist auch ein Widerspruch in sich selbst, von pasteurisierter Frischmilch zu sprechen. Milch, die pasteurisiert wurde, ist nicht mehr frisch, auch wenn die Pasteurisierung sofort nach dem Melken vorgenommen wurde. Unseres Erachtens läuft es sogar auf eine Irreführung der Bevölkerung hinaus, wenn man bei pasteurisierter Milch, wie im Koblenzer Skandalurteil (siehe nächstes Kapitel), von „Frischmilch" spricht. Wenn man allerdings der Denaturierung des Eiweißes keine Bedeutung zuerkennt, dann ist es logisch, auch nach der Pasteurisierung noch von Frischmilch zu sprechen. Nach Kollath ist es auch nicht richtig, von pasteurisierter Milch als einem „Lebensmittel" zu sprechen. Nach der Tabelle in seinem berühmten, heute noch unverändert empfehlenswerten Buch „Die Ordnung unserer Nahrung" (Haug-Verlag) müssen alle Lebensmittel, die erhitzt, konserviert oder präpariert sind, als Nahrungsmittel bezeichnet werden. Pasteurisierte Milch ist also kein Lebens- sondern ein Nahrungsmittel.

Was den **Vitaminverlust** durch Erhitzung betrifft, so besteht natürlich ein wesentlicher Unterschied, ob die Erhitzung kurzfristig ist und wie hoch die Temperaturen sind. Bei der H-Milch, also bei der Erhitzung auf 150 °C, sind die Vitaminverluste **beträchtlich.** Sie fallen deshalb nicht ins Gewicht, weil sie durch die übrigen Nahrungsmittel ausgeglichen bzw. verdeckt werden. So kann auch hinsichtlich der Vitamine die pasteurisierte Milch nicht als vollwertig bezeichnet werden, auch wenn da die Verluste vergleichsweise gering sind.

Ganz unsinnig ist die Behauptung Prof. Renners, die erhitzte „H-Vollmilch", wie sie euphemistisch in der Werbung tituliert wird, sei „leichter verdaulich". Auf Grund meiner (Dr. M. O. Bruker) klinischen Erfahrung als Internist bin ich zur völlig entgegengesetzten, wissenschaftlichen wie praktischen Schlußfolgerung gekommen: Infolge ihrer Eigenenzyme ist die Verweildauer im Magen von lebendigen Lebensmitteln kürzer als bei Nahrungsmitteln. Das ist auch der Grund, weshalb bei einer gemischten Kost die Frischkost **vor** der gekochten Kost genossen wird. Diese Regel gilt auch für die Milch. Alle Säugetiere trinken ja in der Säuglingszeit die Milch roh direkt aus der Brust des Muttertieres. Keine Kuh käme auf die Idee, die sogenannte Biest- oder Kolostralmilch der ersten Tage nach der Geburt eines Kalbes zwecks besserer Verdaulichkeit aufzukochen ...

Lassen Sie uns das trostlose Kapitel H-Milch zusammenfassen: Bei der H-Milch, die auf keinen Fall als menschliche Nahrung genossen werden sollte, ist die Denaturierung erheblich stärker als bei der gewöhnlich pasteurisierten Milch. Hier wird der Gesundheitswert auf Kosten einer wochenlangen Haltbarkeit geopfert. Es sind rein wirtschaftliche Gesichtspunkte, die zur Schaffung der toten, ultrahocherhitzten H-Milch führen. In einer Studie über die ernährungsphysiologische Bewertung der H-Milch gibt Prof. Renner selbst an, daß in allen Fällen die H-Milch im Vergleich zur pasteurisierten Milch geschmacklich ungünstiger beurteilt wurde. Dieser Unterschied gilt in noch höherem Maße zwischen H-Milch und nativer, also unerhitzter Milch. Der Geschmack ist aber ein außerordentlich feiner Maßstab für die Qualitätsminderung eines Lebensmittels, wenn er auch nicht mit chemischen Methoden nachweisbar ist. Für Kenner ist der Werbehinweis auf die quasi Unverderblichkeit der H-Milch keine positive Empfehlung, sondern der alarmierende Hinweis, daß es sich bei der H-Milch um ein totes Nahrungsmittel handelt, das die natürliche Eigenschaft eines Lebensmittels, allmählich zu verderben, verloren hat.

Und die gefürchteten Bakterien? Jene schrecklichen Wesen, die den großen alten Mann Louis Pasteur so ängstigten, daß er am Ende seines Lebens nur noch sorgfältig desinfizierte, steril verpackte Nahrungsmittel zu sich nahm und von der Mikrobenfurcht bis ans Totenbett gepeinigt wurde? Auch Milchpapst Renner und seine Milchstreiter nennen als Grund für die Ultrahocherhitzung der H-Milch die Generalmobilmachung gegen alle Mikroorganismen. Ist der „Massenmord" aller Bakterien überhaupt nötig? Ist der menschliche Organismus ein bakterienfreies Territorium? Von wegen! Allein im Dickdarm und unserem Kot tummeln sich Milliarden und Myriaden von Bakterien. Ohne diese Bakterien gäbe es keine Verdauung und „Recycling", ohne Bakterien müßte der Mensch binnen kürzester Frist sterben.

Prof. Dr. med. Werner Kollath,
Porza bei Lugano

Warum die amtliche Milch nicht schmeckt

Leserbrief an die
„Frankfurter Allgemeine Zeitung", 5. 7. 1978

Seit Robert Koch die Infektionsmöglichkeit der Menschen mittels infizierter Milch nachgewiesen hat, und zwar mit dem Rindertuberkelbazillus, Typhus-, Paratyphus-, Ruhrbazillen oder dem Bazillus abortus Bang usw., stand die Desinfektion bzw. Pasteurisierung der Milch im Vordergrund. Das schonende Verfahren, Erwärmung auf 56 °C auf eine halbe Stunde, erwies sich als zu zeitraubend. Man ging in den Molkereien zu höheren Temperaturen und kürzeren Erwärmungszeiten über, ohne zu wissen, daß mit steigender Temperatur gesundheitswichtige Stoffe vermindert oder zerstört werden konnten. Schließlich hat sich ein Kurzzeit-Erhitzungsverfahren eingebürgert, mit Temperaturen um 80 °C.

Man hat nicht beachtet, daß alle diese Erhitzungsverfahren zu Schädigungen des Eiweißes führen, worauf ja die bakterientötende Wirkung beruht, und daß bei 70 °C eine Grenze überschritten wird, die das Milcheiweiß so denaturiert, daß sich im Tierversuch deutliche Wertminderungen nachweisen lassen. Diese

122

Temperaturgrenze wird meist nicht beachtet, weil der Nachweis nur im Tierversuch, aber kaum chemisch erbracht werden kann. Im groben Ernährungsversuch scheint keine Schädigung eingetreten zu sein, wohl aber mit der von mir ausgearbeiteten Mesotrophie-Methode. Der Schaden kann behoben werden, wenn der Körper zusätzlich mit vollwertigen Vollkornprodukten ernährt wird, wie ich vorgeschlagen habe; diese Beseitigung des Schadens ist mit den handelsüblichen Vitaminen nicht zu erreichen.

Ferner wird die Milch, je nach den Vorschriften, partiell entfettet, bis auf den gesetzlich zulässigen Grad. Beide Verfahren führen zu einer Denaturierung, die sich geschmacklich äußert und Ursache für die zunehmende Ablehnung der amtlichen Trinkmilch ist. Da man infolge unzureichender Sanierung der Ställe die Pasteurisierung nicht entbehren kann, kann nur empfohlen werden, in der Nähe der Großstädte einwandfreie frische Vollmilch in Verkehr zu bringen. Die bisher unvermeidlichen Mängel lassen sich individuell sonst nur beheben, indem man wirklich vollwertige Vollkornnahrung regelmäßig ißt, 50 bis 75 Gramm pro Tag. Der Ausdruck „Kunstprodukt" ist abzulehnen. Dagegen ist die übliche Handelsmilch als „denaturiert" zu bezeichnen.

Ilse Gutjahr: Warum es kaum öffentliche Kritik an der H-Milch gibt oder Die seltsamen Wege der Deutschen Gesellschaft für Ernährung und ihres derzeitigen Präsidenten Prof. Volker Pudel

Ihnen, lieber Leser, drängt sich bei der Lektüre all dieses Murks mit der Milch sicherlich die Frage auf: Warum gibt es keine öffentlich kontrollierende Instanz, die im Namen aller Verbraucherinnen und Verbraucher die skandalösen Dinge beim Namen nennt und über die gesunde Ernährung aufklärt? Dem Namen nach gibt es eine solche Institution. Sie nennt sich Deutsche Gesellschaft für Ernährung (DGE) und hat ihren Sitz in Frankfurt. Die DGE stellt für die Bundesregierung alle vier Jahre den nationalen Ernährungsbericht her. Als ihr gegenwärtiger Präsident fungiert der Psychologe (nicht Mediziner) Prof. Dr. Volker Pudel.

Wes Geistesart die DGE und ihr Präsident sind, wie Pudel für das Fast Food von McDonald wirbt und was er über Industriemilch, die Calcium-Lüge und die H-Milch denkt, das enthüllte Ilse Gutjahr in einem Artikel der GGB-Zeitschrift „Der Gesundheitsberater" im Mai 1993. Ilse Gutjahr ist die Geschäftsführerin unserer industrie- und staatsunabhängigen „Gesellschaft für Gesundheitsberatung (GGB) e.V.", die u. a. in ärztlich abgenommenen Prüfungen „Gesundheitsberater GGB" ausbildet. Wir danken Ilse Gutjahr für den folgenden Abdruck:

Erinnern Sie sich?

Das Frankfurter Büro „Volksmund" klärte seinerzeit interessierte Bevölkerungskreise mit finanzieller Hilfe der Evangelischen Kirche über Probleme der sogenannten Dritten Welt auf. Als „Volksmund" auf Zusammenhänge zwischen Praktiken der Fast-Food-Industrie und Ausbeutung von Menschen in der Dritten Welt deutlich hinwies, reichte es dem Riesen. McDonald's drohte gerichtliche Klage und den Kirchenaustritt seiner MitarbeiterInnen an – unter Verweis auf 1,4 Millionen Kirchensteueraufkommen.

Die Evangelische Kirche entschied sich am 10. 6. 1988 unter dem Druck dieses Imperiums gegen ihre zu behütenden Schäflein. In Abwesenheit der „Angeklagten" (Volksmund), unter einseitiger Anhörung von McDonald's-Vertretern, versagte die Kirche für die Zukunft ihre bisher gewährte finanzielle Unterstützung!

Das Wachstum der US-Schnellabfertigungs-kette ist in Deutschland seit dem Start im Jahre 1971 ungebrochen. Mit einem Umsatz von 1,9 Milliarden DM erreichte das Unternehmen 1992 mit Abstand das beste Jahr. 438 McDo-nald's-Gaststätten mit Einheits-Eßkultur gibt es inzwischen (Stand: Februar 1993). In diesem Jahr sollen noch 50 bis 60 neue Restaurants hinzukommen. Man rechnet in der Führungs-etage 1993 mit einem Umsatzzuwachs von rund 20%. Damit wäre bis Ende dieses Jahres die Zwei-Milliarden-Umsatztraumgrenze großzü-gig überschritten.

Jetzt schon gehört McDonald's Deutschland zu den drei erfolgreichsten Tochterunternehmen des US-Stammhauses. Allein hierzulande arbei-ten 29000 Menschen für den Hamburger-Rie-sen. Weltweit existieren etwa 13000 (!) Schnell-restaurants in 65 Ländern ...

Wer wagt es bei der steigenden Arbeitslosig-keit und der ohnehin großen Kirchenflaute dann noch, Kirchenaustrittsandrohungen auf die fromme Schulter zu nehmen?

McDonald's will in Deutschland weitere 4500 Arbeitsplätze schaffen. Die Investitionen sollen von 258 Millionen auf 280 bis 300 Millionen Mark steigen. Nicht nur Groß- und Kleinstädte, nein auch Fährschiffe, Flughäfen, Tierparks,

126

Autobahnen und andere unkonventionelle Orte werden in Zukunft McDonald's-ausgerüstet.

Was kümmert es die staatlich subventionierte Deutsche Gesellschaft für Ernährung (DGE), wie es angesichts dieses steigenden Trends um die Gesundheit der Verzehrer (vornehmlich Kinder und Jugendliche) bestellt ist. Schon in den 80er Jahren wurde aus den USA berichtet, daß Kinder, die sich hauptsächlich von Fast Food ernähren, Vitamin-B-Mangel aufweisen – „Junk-Food-Disease" nennt man's drüben. Es ist wissenschaftlich belegt, daß Vitamin-B-Mangel ein Hinweis darauf ist, daß auch andere biologische Wirkstoffe nicht ausreichend vorhanden sind.

Prof. Volker Pudel, derzeitiger Präsident der Deutschen Gesellschaft für Ernährung (DGE), läßt in seinem Vorwort zur Broschüre „McDonald's und die vernünftige Ernährung" verlauten:

1. Essen – Genuß für Körper und Seele

Vom Traum zur Wirklichkeit
Es war einmal, da mußten alle Kinder ihren Teller leer essen, damit die Sonne wieder scheint. Gegessen wurde, was auf dem Tisch stand, denn es gab

nichts anderes. Die Mahlzeiten waren knapp und eintönig. Nicht selten schlief man abends hungrig ein und träumte heimlich vom Schlaraffenland, wo Milch und Honig fließen. Jahrhunderte beherrschte Nahrungsmangel die Menschen in Mitteleuropa.

Manager des Überflusses
Der Traum unserer Vorfahren ist für uns in Erfüllung gegangen – Abschied vom Mangel. Doch jetzt heißt es, den Überfluß zu bewältigen. Die klugen Verhaltensweisen unserer Vorfahren helfen heute wenig, denn sie waren nicht für den Überfluß gedacht. Wer heute ständig seinen Teller leer ißt, wer alles ißt, was zur Verfügung ist, der bekommt schnell Probleme – nicht nur auf der Waage.

Zwang zur Entscheidung
Das reichliche, überbordende Lebensmittelangebot stellt uns nämlich eine ganz andere Aufgabe: Wir müssen uns mehrfach täglich für oder gegen bestimmte Lebensmittel entscheiden. Wir müssen wählen, denn wir können nicht alles essen, was wir sehen.

Wer aber die Wahl hat, hat die Qual. Wer nicht weiß, wonach er sich entscheiden soll, ernährt sich schnell ungesund. Das „Innenleben" der Lebensmittel, also ihre Ernährungsqualität, kann man nicht sehen, schmecken oder riechen! Und doch hängt von den Nährstoffen im Essen unser Leben ab.

Essen ist mehr als Sattwerden

Wer nur schnell satt werden will, wer nicht darauf achtet, was er ißt, der verschenkt eine riesige Chance für Fitneß und Wohlgefühl.

Wer dagegen klug wählt und dann genußvoll ißt, nutzt die Chance, die uns modernes Essen mit den vielen verschiedenen Nährstoffen bietet.

Die üppige Mahlzeit ist passé

In der Zeit vor dem Schlaraffenland war nicht nur die Nahrung knapp, die Menschen mußten auch körperlich hart arbeiten. Drei große Mahlzeiten gab's damals mit möglichst vielen Kalorien, um die Arbeitsbelastung aushalten zu können.

Moderne Technik mit Motoren und Robotern arbeitet inzwischen für uns, während wir zumeist sitzen, lernen oder Computer bedienen. Moderne Menschen wollen modern essen: Mehrere kleine Zwischenmahlzeiten über den Tag verteilt bekommen uns besser und unterstützen unsere psychische Leistungsfähigkeit nachhaltiger als die wenigen, aber üppigen Mahlzeiten unserer Großeltern.

Essen, wenn der Appetit ruft

In deutschen Restaurants fällt es oft schwer, kleine Mahlzeiten auf den Speisekarten zu entdecken.

Immer noch ist die Fleischportion riesig, der Teller „gut voll", als komme ein Schwerstarbeiter nach Hungerjahren zu Tisch.

Nicht selten ist auch die Gasthausküche gerade dann geschlossen, wenn sich der Appetit meldet. Moderne Esser aber genießen kleine Mahlzeiten, wenn ihnen der Appetit danach steht.

Allzeit bereit: Fast Food-Gastronomie
Fast Food-Restaurants sind exakt auf die Bedürfnisse des modernen Essens eingestellt: angemessene Portionen zur richten Zeit. Sie bieten Eßlust und, bei richtiger Kombination der Menüauswahl, auch ausreichend Nährstoffe, um fit und leistungsfähig zu bleiben. McDonald's unterstützt den flexiblen Eßstil, hält zu jeder Zeit Zwischenmahlzeiten bereit und ist schnell erreichbar.

Fast Food-Restaurants verkörpern so in gewisser Weise den modernen Lebensstil, der sowohl Fast Food auf der einen Seite bejaht und auf der anderen Seite die Erlebnisgastronomie nicht als Gegensatz, sondern als Ergänzung der verschiedenen Lebenssituationen empfindet.

Professor Dr. Volker Pudel
Ernährungspsychologische Forschungsstelle
der Universität Göttingen

Man muß McDonald's zugute halten, daß sie nach eigenen Aussagen alle „Angaben nach bestem Wissen und Gewissen" geben. Wir konnten uns davon überzeugen, daß McDonald's sich nicht nur an den Bedürfnissen der Bevölkerung orientiert, sondern tatsächlich auch an den Vorgaben der Deutschen Gesellschaft für Ernährung.

Das Engagement von Professoren für McDonald's ist nicht neu, erhält jedoch nun besondere Brisanz durch die Tatsache, daß Herr Pudel als derzeitiger Präsident der DGE sich zum Sprecher dieses Imperiums macht – begleitet übrigens von Prof. Hötzel (Universität Bonn), ebenfalls Präsidiumsmitglied der DGE. Bereits 1988 erstellte McDonald's die Broschüre „McDonald's und die vernünftige Ernährung" in Zusammenarbeit mit dem Institut für Humanernährung und Lebensmittelkunde der Universität Kiel und einem Prof. Dr. H. Erbesdobler.

Die zum Teil recht fragwürdigen Aktivitäten der Deutschen Gesellschaft für Ernährung werden indirekt aus dem Geldbeutel des Steuerzahlers finanziert. Die DGE wird mit öffentlichen Mitteln von Bund und Ländern gefördert. Sie besteht seit rund 40 Jahren und bestimmt als gemeinnütziger (?) Verein in deutschen Landen das Ernährungsprogramm. Im Auftrag des Bundesministers für Gesundheit und des Bundesmi-

131

nisters für Ernährung, Landwirtschaft und Forsten erstellt sie regelmäßig alle vier Jahre den „Ernährungsbericht", der genügend Anlaß zu Kritik bietet. Seit Jahren arbeitet sie in ihren für die Bevölkerung gehaltenen Empfehlungen nach der oberflächlichen Maxime „nicht zu viel, nicht zu fett, nicht zu süß, nicht zu salzig". Das krankhafte Übergewicht wird vielfach zur Ursache erhoben, obwohl es sich dabei ja bereits um ein Krankheitssymptom handelt, das Ursachen hat. Diese unklaren Aussagen, die die eigentlichen Ursachen der ernährungsbedingten Krankheiten aussparen, waren bereits für den Ernährungsforscher Kollath (1892–1970) ein Ärgernis und Anlaß, die bissige Empfehlung auszusprechen, man möge die DGE umtaufen in DGF = Deutsche Gesellschaft für Fehlernährung.

Eine für die DGE schwer zu verkraftende, ehrenvolle Nachfolge Kollaths trat Dr. M. O. Bruker an. Er legte seiner ärztlichen Tätigkeit die Pionierarbeit des Schweizer Arztes Bircher-Benner und die Forschungen Kollaths zugrunde. Bruker ist der erste und bisher einzige Arzt, der im großen Rahmen über Jahrzehnte in Klinik und Praxis an Zehntausenden von Patienten die positive Wirkung vitalstoffreicher Vollwerternährung bewies und dies in zahlreichen Veröffentlichungen belegte. Die DGE kann keinerlei *vergleichbare Erfahrungen vorweisen, stellt Bruker jedoch als „unglaubwürdig" dar, der „seine persönlichen Erfahrungen nicht in medizinisch-wissenschaftlicher Weise mit Untersuchungsergebnissen belegen" könne. Der Praktiker Bruker theoretisiert nicht, sondern handelt. Wer heilt, hat recht!*

Die Deutsche Gesellschaft für Ernährung, die es zuläßt, daß ihr Präsident ungeniert Werbung für McDonald's macht, sollte das Wort „glaubwürdig" besser nicht benutzen. Sie hat Bruker bereits vor Jahren Klage angedroht, als er behauptete, die DGE sei das Sprachrohr der Nahrungsmittelindustrie (nachzulesen in der Broschüre „Gesund durch richtige Ernährung", emu-Verlag). Wir fragen uns, wieviel Menschen der Psychologe Pudel, der Präsident dieser DGE, mit McDonald's-Produkten zur Genesung zu bringen gedenkt.

Und überhaupt – ein Zeilenhonorar hat der Herr Professor von McDonald's für seine Stellungnahme erhalten. Wie entsteht ein Zeilenhonorar? Indem man ein großes Honorar durch die Anzahl der Zeilen teilt?

Nach dem Vorausgegangenen muß man sich fragen, ob die DGE das Verhalten Prof. Volker Pudels akzeptiert und damit indirekt die Vorwürfe Kollaths und M. O. Brukers bestätigt.

Kann sie sich an der Spitze einen Vertreter lei-
sten, der zwar mit dem Wort „Vollwerternäh-
rung" vertraut ist, aber durch seine fragwürdi-
gen Aktivitäten das Gegenteil beweist?

Dr. M. O. Bruker: „Es ist jammerschade, daß
die DGE einen Präsidenten hat, der nicht über
die für ein solches Amt notwendigen Fachkennt-
nisse und das entsprechende Profil verfügt."

Wir wollen nicht den Eindruck erwecken, als
gehöre McDonald's der schwarze Peter. Nein,
Herr Pudel scheint auch anderen Kreisen der
Nahrungsmittelindustrie dienstbar zu sein.

Freispruch für die H-Milch
durch Prof. Volker Pudel,
Psychologe

Am 17. Januar 1993 hatte die Redaktion der
Hamburger FUNK UHR zu einer Telefonak-
tion für ihre Leser eingeladen. Thema: Milch.
Anwesende Experten: Prof. Rottka, Prof. Pudel,
Frau Dr. Flade, Dr. M. O. Bruker. Von 11 bis 13
Uhr konnten Leserinnen und Leser anrufen und
den anwesenden Fachleuten im Axel-Springer-
Haus in Hamburg ihre Fragen stellen.

Besonders bemerkenswert waren die Ant-
worten des Präsidenten der Deuschen Gesell-
schaft für Ernährung (DGE), Prof. Pudel.

Nach seiner Ansicht ist der tägliche Calciumbedarf ohne Milch nicht zu decken. Wenn man Milch nicht mag, muß man auf Käse, Joghurt oder Sauermilch ausweichen. Auf jeden Fall kommt es nach Pudel immer auf die Calciummenge an, die nur mit Milch oder Milchprodukten gedeckt werden kann.

Milch wurde in dieser Telefonaktion von ihm mehrmals als „unverzichtbare Calciumquelle" bezeichnet. Besonders gelte dies für Jugendliche. Aber auch für diejenigen, die der Osteoporose vorbeugen möchten oder sie schon haben.

Vegetarier? Nein, sie können ihren Calciumbedarf nach Ansicht des Präsidenten nicht dekken. Sie müßten ja täglich mindestens 1 kg Kresse essen. Und wer kann das schon!

Gegen Magen-Darm-Beschwerden empfahl Herr Pudel, Psychologe, über drei Monate ausschließlich Astronautenkost zu sich zu nehmen, da diese alles enthalte, was der Mensch benötige. In verschiedenen Geschmacksvariationen versteht sich.

H-Milch? H-Milch können Sie nach Meinung des Professors selbstverständlich trinken. Der Calciumgehalt sei derselbe wie in der „Frischmilch". Im übrigen sei es lediglich eine Frage des Geschmacks, für welche Milchart man sich entscheidet.

Von der Schwierigkeit, an Rohmilch zu gelangen:
Eine Coburger Komödie in fünf Akten

Vorspiel

An der Steinstraße in Coburg wohnt und arbeitet ein guter Mann: Helmut Zimmermann, Drogist seiner Profession, Umweltschützer seiner Leidenschaft nach. 1993 zeichnen ihn die Freunde vom Coburger Bund Naturschutz und vom Verein Umwelt und Arbeit mit dem Umweltschutzpreis aus. Dieser Umweltpreis, so heißt es in den Bestimmungen, „soll die Anstrengungen des Einzelhandels unterstützen, ermutigen und würdigen, durch Mehrwegsysteme aller Art Müll zu vermeiden". Helmut Zimmermann folgt diesem Ziel durch ungewöhnlichen Einsatz. Er unterzieht sich der Mühe, seine Lieferanten wegen des anfallenden Verpackungsmülls anzuschreiben. Er bewegt sie insbesondere zum Verzicht auf Styropor als Verpackungsmaterial. Zimmermann füllt alle Tinkturen, Reinigungs- und Spülmittel der Kunden ab. Er bietet ein breites Angebot von Mehrweg- und Pfandflaschen sowie Losewaren an. Für verschiedene Shampooarten offeriert Zimmermann eine „Nachfüllstation". Der wackere Coburger will sich auch nicht mit der Milch aus dem Supermarkt, dem Altgetränk der Milchindustrie, zufriedengeben. Er findet, zusammen mit gleichgesinnten Freunden gesunder Ernährung, einen Weg, Frischmilch direkt vom Bauernhof zu organisieren. Just damit beginnt der I. Akt unserer Coburger Komödie.

I. Akt

„Verdacht, daß Sie Rohmilch in den Verkehr bringen..."

Mit Datum vom 11. 6. 1993 erreicht den Drogisten „gegen Empfangsbestätigung" ein amtliches Schreiben des Umwelt- und Ordnungsamtes der Stadt Coburg. Unter dem Zeichen „32-822/Z" schreibt ein Herr Powalla unter der drohenden Bezugnahme „Vollzug des Lebensmittel- und Bedarfsgegenständegesetzes (LMBG)" wie folgt:

„Sehr geehrter Herr Zimmermann,
Sie sind der verantwortliche Betreiber Ihres Lebensmitteleinzelhandelsgeschäfts in Coburg,
Steinweg 66. Am 25. 05. 93, ca. 11.00 Uhr,
wollte Herr Kob vom Umwelt- und Ordnungs-

amt der Stadt Coburg – Lebensmittelüberwachung – eine Probeentnahme in Ihrem Geschäft
durchführen. Anwesend war auch eine Verkäuferin. Zu diesem Zeitpunkt verpackten Sie gerade eine Mehrwegflasche (ohne jegliche Kennzeichnung) mit milchiger Flüssigkeit in die Tasche eines Kunden. Mehrere dieser Flaschen befanden sich noch im Kühlschrank des Ladens.
Auf die Bitte von Herrn Kob, dieses Produkt als
„Verdachtsprobe" entnehmen zu können, ant-
worteten Sie sinngemäß: „Diese Flaschen kriegen Sie nicht, und ich gebe sie auch nicht heraus." Es bestand zu diesem Zeitpunkt für Herrn
Kob der Verdacht, daß Sie „Rohmilch" in den
Verkehr bringen. Nachdem Sie mehrmals von
Herrn Kob auf Ihre „Duldungs- und Mitwirkungspflicht" im Sinne von § 43 LMBG hingewiesen wurden, blieben Sie jedoch bei Ihrer
Haltung und äußerten sich sinngemäß: „Sie
können alles mitnehmen, nur diese Flaschen mit
Buttermilch gebe ich nicht heraus." Daraufhin
verließ Herr Kob das Geschäft.

Insoweit haben Sie als Verantwortlicher ge-
gen Ihre Duldungs- und Mitwirkungspflicht zur
Probenahme verstoßen und deshalb gem. §§ 42
Abs. 1, 43, 54 Abs. 2 Nr. 2 LMBG ordnungswi-
drig gehandelt, so daß hiermit gegen Sie ein
Bußgeldverfahren eingeleitet wird. Bevor wir

über die Bußgeldhöhe entscheiden, geben wir Ihnen hiermit gem. § 55 OWiG Gelegenheit, sich innerhalb von zwei Wochen nach Zustellung dieses Schreibens schriftlich oder zur Niederschrift im Ordnungsamt der Stadt Coburg zu äußern. Sollte bis zu diesem Zeitpunkt keine Mitteilung von Ihnen eingehen, wird nach Aktenlage entschieden. Gleichzeitig fordern wir Sie hiermit auf, Ihre wirtschaftlichen Verhältnisse offenzulegen, da dies für die Bußgeldhöhe von ganz entscheidender Bedeutung sein kann.

Hochachtungsvoll
I. A.
Powalla

II. Akt

Milchfahrgemeinschaft ... eine Todsünde?

Drogist Helmut Zimmermann, nicht faul und um keine Antwort verlegen, stellt den Kasus in einem Antwortbrief an Herrn Powalla am 22. 6. 1993 umgehend klar. Zimmermann führt aus:

Sehr geehrter Herr Powalla,
hiermit bestätige ich den Eingang Ihres Schrei-
bens vom 11. 6. 93 – 32 – 822/Z und teile Ihnen
dazu folgendes mit:

Ich habe im Steinweg 66 eine Drogerie mit
Naturkostladen, bin also Drogist und Gesund-
heitsberater, arbeite seit dem 31. 7. 47 in diesem
Laden und wurde am 25. 5. 93 ca. 11.00 Uhr von
einem Herrn der Stadt (jetzt weiß ich endlich
auch, daß er Kob heißt) aufgesucht, der mit
einem großen Koffer vor mir stand, als ich ge-
rade einem Herrn eine Flasche (Butter)milch
überreichte. Herr Kob hat sicher auch festge-
stellt, daß dieser Herr (Hofmann) nichts be-
zahlte!

Auf die Aufforderung des Herrn Kob, eine
„Verdachtsprobe" zu entnehmen, machte ich
Herrn Kob darauf aufmerksam, daß dies eine
Privatsache sei. Wenn er mir weiter zugehört
hätte, wüßte er auch, daß wir eine Fahrgemein-
schaft bilden und jede Woche eine andere Fami-
lie unsere Privatmilch holt. Nachdem es z.Zt.
sehr warm war, habe ich die 6 Flaschen Milch im
Hinterteil meines Geschäftkühlschrankes auf-
bewahrt. Das wird in Zukunft nicht mehr vor-
kommen, aber ich glaube nicht, daß man mir
verbieten kann, Rohmilch bzw. Rohmilch-But-
termilch zu trinken. Nachdem ich von der ge-

140

sunden Ernährung etwas verstehe, gestatten Sie mir noch einige Bemerkungen.

Wir haben eine Industriegesellschaft aufgebaut, die sich gar nicht mehr um den Menschen kümmert. Sie sorgt nur dafür, daß mehr und mehr produziert und konsumiert wird. Mit anderen Worten ausgedrückt: Damit wir eine gesunde Wirtschaft haben, brauchen wir kranke Menschen!

Selbst namhafte Professoren geben heute zu, daß ca. 80% unserer Krankheiten ernährungsbedingte Zivilisationskrankheiten sind. (An meiner Eingangstür Steinweg 66 nachzulesen!) Diese zu verhindern bzw. zu lindern, habe ich mir zur Aufgabe gemacht. Als Gründer und 1. Vors. des Kneipp- und Naturheilvereins und als Gesundheitsberater halte ich laufend Vorträge in den Landkreisen Coburg und Lichtenfels und bin stolz, schon viele Nachahmer gefunden zu haben. Besonders wichtig ist es, die Leute über die 2fach erschossene H-Milch aufzuklären sowie über unser chemisches Brot und die Gefährlichkeit des Zuckers. Die Industrie setzt alles daran, ihre Umsätze auf Kosten der Gesundheit der Menschen laufend zu erhöhen. Unterstützt wird der, der Geld und Macht hat, wir wenigen Gesundheitsberater werden nicht von allen Bevölkerungsschichten erhört, unsere Ärzte wer-

141

den in Ernährungsfragen nicht ausgebildet, und die Pharma-Leute wollen auch ihre Umsätze steigern. Ich weiß, Ihre Leute erfüllen ihre Pflichtaufgabe, in meinem Fall vielleicht etwas zu genau.

Grundsätzlich hätte ich nichts dagegen, wenn Herr Kob eine ‚Verdachtsprobe‘ mitgenommen hätte. Aber was passiert hinterher? Die arme Bäuerin muß für die Untersuchung ca. 500–600 DM Untersuchungsgebühr bezahlen. Das finde ich nicht gerecht. Um allen weiteren unangenehmen Zwischenfällen vorzubeugen, wird Ihr Herr Kob in Zukunft in meinem Geschäft nur noch homogenisierte und pasteurisierte Demeter-Milchprodukte vorfinden.

Übrigens wegen der doppelt erschossenen H-Milch brauchen Sie nicht erst die Bayr. Milchunion einschalten, diesbezüglich hatte ich bereits mit dem Herrn Direktor Mairock vor einigen Jahren eine Aussprache.

Ich bitte Sie höflich, von einem Bußgeldverfahren abzusehen. Wenn Sie es erlauben, werde ich eine Kopie dieses Schreibens und ein weiteres Schreiben an Herrn Oberbürgermeister Kastner senden. Sollten auch Sie einmal Gesundheitsprobleme bekommen, so bin ich gerne bereit, Ihnen mit Rat und Tat zur Seite zu stehen.
Mit freundlichen Grüßen
Helmut Zimmermann"

142

III. Akt

Ein Bußgeldbescheid

Es kann der Beste nicht in Frieden leben, wenn es dem bösen Nachbarn nicht gefällt. Unerbittlich rollt das Schicksal auf den Rohmilchfrevler Helmut Zimmermann zu. Am 21. 9. 1993 erreicht Zimmermann ein weiteres Schreiben des uns inzwischen bekannten Herrn Powalla. Unter dem Aktenzeichen 32-822/Z und „mit Postzustellungsurkunde" heißt es da unter dem lapidaren Titel „Bußgeldbescheid. Sie werden beschuldigt, folgende Ordnungswidrigkeit begangen zu haben":

„Sie sind der verantwortliche Betreiber Ihres Lebensmitteleinzelhandelsgeschäftes in Coburg, Steinweg 66. Am 25. 5. 93, ca. 11.00 Uhr, wollte Herr Kob vom Umwelt- und Ordnungsamt der Stadt Coburg – Lebensmittelüberwachung – eine Probeentnahme in Ihrem Geschäft durchführen. Anwesend war auch eine Verkäuferin. Zu diesem Zeitpunkt verpackten Sie gerade eine Mehrwegflasche (ohne jegliche Kennzeichnung) mit milchiger Flüssigkeit in die Tasche eines Kunden. Mehrere dieser Flaschen befanden sich noch im Kühlschrank des Ladens. Auf die Bitte von Herrn Kob, dieses Produkt als

,Verdachtsprobe' entnehmen zu können, ant-
worteten Sie sinngemäß: ,Diese Flaschen kriegen Sie nicht, und ich gebe sie auch nicht heraus.'
Es bestand zu diesem Zeitpunkt für Herrn Kob
der Verdacht, daß Sie ,Rohmilch' in den Verkehr bringen. Nachdem Sie mehrmals von
Herrn Kob auf ihre ,Duldungs- und Mitwirkungspflicht' i. S. des § 43 LMBG hingewiesen
wurden, blieben Sie jedoch bei Ihrer Haltung
und äußerten sich sinngemäß: ,Sie können alles
mitnehmen, nur diese Flaschen mit Buttermilch
gebe ich nicht heraus.' Daraufhin verließ Herr
Kob das Geschäft.

Insoweit haben Sie als Verantwortlicher gegen Ihre Duldungs- und Mitwirkungspflicht zur
Probennahme verstoßen und deshalb gem. §§ 42
Abs. 1, 43, 54 Abs. 2 Nr. 2 LMBG ordnungswid-
rig gehandelt.

Durch Ihre Einlassungen vom 22. 6. 1993,
28. 6. 1993 und 6. 8. 1993 konnten die Vorwürfe
nicht entkräftett werden."

Am Ende des Amtsschreibens betritt der Rechtsdi-
rektor der Stadt Coburg, Herr Frenking, persön-
lich die Szene. Gemäß § „54 Abs. 2 Nr. 2 LMBG,
105, 107 des Gesetzes über Ordnungswidrigkeiten
in Verbindung mit § 464 Abs. 1 und § 465 StPO"
setzt der Jurist eine Geldbuße gegen Zimmermann

in Höhe von 200,– DM („in Worten zweihundert Deutsche Mark") fest; ferner eine Kostengebühr in Höhe von 20,– DM, schließlich „angefallene Auslagen" in Höhe von 18,– DM. „Zur Beachtung" heißt es abschließend: „Spätestens 2 Wochen nach Rechtskraft dieses Bußgeldbescheids ist der Gesamtbetrag von 238,– DM an die Stadthauptkasse Coburg zu überweisen." Das Umwelt- und Ordnungsamt unterläßt auch nicht den kleingedruckten, dezenten Hinweis: „Falls Sie diese Zahlungsfrist nicht einhalten und auch Ihre Zahlungsunfähigkeit nicht rechtzeitig darlegen, kann der fällige Betrag zwangsweise beigetrieben oder Erzwingungshaft bis zur Dauer von 6 Wochen angeordnet werden." Nun, vor den Knast, verschärft mit Brot und H-Milch, lassen auch die Coburger Stadtherren die Möglichkeit des schriftlichen Einspruchs zu. Der leidgeprüfte Einzelhändler Helmut Zimmermann setzt sich also geduldig an seine Schreibmaschine und tippt mit Schreiben vom 7. 10. 1993 seinen Einspruch.

IV. Akt

Vielleicht aus Rache...

Betreffs „Bußgeldbescheid vom 21. 9. 93, zuge-
stellt am 29. 9. 93, 11.05", bekundet Helmut Zimmermann knapp und präzis:

> *„Hiermit lege ich gegen den am 29. 9. 93 zuge-*
> *stellten Bußgeldbescheid Einspruch ein.*
> *Die von Ihnen geschilderten Tatvorgänge*
> *stimmen nicht mit den tatsächlichen Abläufen*
> *überein.*
> *Herr Kob hat (vielleicht aus Rache, weil ich*
> *ihn einige Male zurechtgewiesen habe?) die*
> *wichtigste Aussage entweder verschwiegen oder*
> *vergessen!*
> *Nochmals zum Verlauf:*
> *Am 25. 5. 93 betrat Herr Kob meinen Laden.*
> *Er hatte, was sonst nicht der Fall war, eine*
> *Kühltasche dabei!*
> *Ich gab zu diesem Zeitpunkt gerade einem*
> *Bekannten die gemeinschaftlich bei einem Bau-*
> *ern abgeholte Ware (Rohmilch-Buttermilch).*
> *Herr Kob stellte auch fest, daß dieser Bekannte*
> *kein Geld bezahlte (zumindest wurde er von*
> *mir mehrmals darauf aufmerksam gemacht!).*
> *Unter Zeugen habe ich Herrn Kob* **mehrmals**

erklärt, daß die von ihm verlangte Ware Privat-
ware sei und deshalb nicht an ihn übergeben
werden konnte!

Herr Kob sagte ebenso mehrmals wörtlich:
‚Das nehme ich Ihnen nicht ab!‘ Was berechtigt
einen Beamten überhaupt, einem unbescholte-
nen Bürger keinen Glauben zu schenken?

Nachdem Sie mir im letzten Schreiben zusi-
cherten, daß wir Fahrgemeinschaften zu diesen
Zwecken bilden dürfen und gemeinschaftlich
unsere Milchprodukte im Wechsel abholen kön-
nen, dürfte die Angelegenheit als erledigt ange-
sehen werden.

Ich bitte Sie außerdem, Ihre Herren zu unter-
richten, daß wir keinen Selbstbedienungsladen
haben und daß sich auch diese daran halten.
Mit freundlichen Grüßen
Helmut Zimmermann"

Darauf erhält der Briefschreiber ein Vierteljahr
später, am 30. 12. 1993, unter der Geschäftsnum-
mer 1 OWi 8 Js 8462/93 vom Amtsgericht Coburg
eine Ladung in der Angelegenheit „Bußgeldsache
gegen Zimmermann Helmut wegen LMBG", eine
Ladung zur „Hauptverhandlung über Ihren Einspruch": am Dienstag, 1. 2. 1994 um 14.30 Uhr in
„ZiNr. 121 AG Coburg". Nun betritt ein Herr
Neubauer die Szene. Der Justizangestellte und

Urkundsbeamter der Geschäftsstelle des Amtsgerichts Coburg belehrt den Delinquenten: „Das Gericht hat Ihr persönliches Erscheinen angeordnet. Wenn Sie ohne genügende Entschuldigung ausbleiben, kann das Gericht Ihre Vorführung anordnen, selbst wenn Sie durch einen Verteidiger vertreten sein sollten. Ihr Einspruch kann dann aber auch ohne Beweisaufnahme verworfen werden." Merke. Ein deutsches Gericht ist gründlich. Zu der Staatsaffäre um sechs Flaschen Rohmilch informiert der Urkundsbeamte Neubauer Herrn Zimmermann umfassend über die justiziellen Regularien:

„Es kann aber auch in Ihrer Abwesenheit verhandelt werden. Dabei wird anstelle Ihrer Einlassung im Termin der wesentliche Inhalt Ihrer früheren Vernehmung oder etwaiger schriftlicher oder protokollarischer Erklärungen, die Sie zur Sache abgegeben haben, bekanntgegeben; gegebenenfalls wird festgestellt, daß Sie sich, trotz Gelegenheit dazu, nicht geäußert haben.

Zu der Verhandlung werden die in der Anlage aufgeführten Beweismittel hinzugezogen. Sie können die Ladung weiterer Zeugen und Sachverständiger oder die Herbeischaffung anderer Beweismittel unter Angabe der Tatsachen, über die Beweis erhoben werden soll, bei dem

148

Gericht beantragen. Zeugen und Sachverstän-
dige, deren Vernehmung Sie wünschen, können
Sie auch zur Hauptverhandlung mitbringen; Sie
müssen aber Ihre Namen und Anschriften un-
verzüglich dem Gericht mitteilen.

Sollten Sie nachweislich nicht in der Lage sein,
die Reisekosten aus eigenen Mitteln zu bestrei-
ten, so können Sie einen Antrag auf Entschädi-
gung an das oben bezeichnete Gericht, in Eilfäl-
len an das für Ihren Aufenthaltsort zuständige
Gericht stellen."

Wie sagt doch Grillparzer in seiner Tragödie „Li-
bussa": „Sind Recht doch und Beweis die beiden
Krücken, / an denen alles hinkt, was krumm und
schief."

V. Akt

Das hohe Gericht tagt oder Ernährungspionier und
Lebensmittelanalphabeten

Wie der Clinch Helmut Zimmermann mit den
Lebensmittelprüfern ausgeht, das ist kurz darauf
in der Coburger Presse unter der Schlagzeile „H-
Milch tot wie zweimal erschossen" fachkundig
und nicht ohne Witz nachzulesen. Unbehandelte

Rohmilch darf nicht in den Handel gelangen, so der Tenor des Gerichtsurteils, gegen Fahrgemeinschaften, um Milch ab Bauernhof zu holen, ist von seiten des Gesetzgebers nichts einzuwenden. Lesen wir den munteren journalistischen Abschlußbericht und Rezension der Coburger Comödie:

„Coburg. – Wenn Lebensmittelüberwacher Reiner Kob die Drogerie Helmut Zimmermann betritt, herrscht dicke Luft. Die beiden mögen sich nicht besonders. Daran blieb bei einer Verhandlung vor dem Amtsgericht Coburg gestern kein Zweifel. Gegenstand des Streites war eine Milchprobe, die der Lebensmittelüberwacher am 25. Mai letzten Jahres verlangt hatte. Der Drogist gab sie ihm nicht. Ein Bußgeld über 200 Mark zahlte er aus Überzeugung nicht. Im Kern der gestrigen Verhandlung ging es um Rohmilch, naturbelassen von der Kuh. Aus lebensmittelrechtlichen Gründen darf diese Milch nicht im Laden verkauft werden.

Die Mitarbeiter der Lebensmittelüberwachung bekommen ihre Aufträge vom Landesuntersuchungsamt. Im Mai letzten Jahres erging die Weisung, Milchprodukte in Naturkostläden zu visitieren. Als der Behördenmann in der Drogerie im Kühlschrank Milch ohne Etikett entdeckte, wollte er just davon etwas ab. ‚Geb' ich Ihnen nicht,' sagte Helmut Zimmermann und blieb standhaft. Im Rahmen einer Fahrgemeinschaft wird diese Milch von einem Bauern in Birkach am Forst (Gemeinde Untersiemau) geholt. Gezahlt wird jeweils vom Holer für die anderen mit.

Mit seinem Wunsch nach Milch biß der Lebensmittelprüfer bei Helmut Zimmermann auf Granit. Der Behördenmann zog umwölkt ab. Der Drogist hat den Prüfer auch schon mal ‚Lebensmittelanalphabeten' genannt, der Prüfer bezeichnete gestern Zimmermann als ‚schwierigen Verhandlungspartner'.

Richterin Irene Mett-Grüne brachte es auf den Punkt: Zimmermann müsse seine Rohmilch abseits vom Geschäft aufbewahren. Damit habe die Sache ihre Ordnung. Andernfalls könne Lebensmittelüberwachung nicht funktionieren. Mett-Grüne brachte ein Beispiel aus der Metzgerei: ‚Für gewöhnlich sind genau immer die blau angelaufenen Würste für den privaten Verbrauch.' Gegen eine Fahrgemeinschaft, um Milch vom Bauern zu holen, sei nichts einzuwenden. Trotzdem wäre der Drogist aber verpflichtet gewesen, eine Milchprobe herauszurücken.

Am Ende wurde das Bußgeld auf 50 Mark reduziert. Die drückte ein Rohmilchfan dem

Drogisten gleich im Gerichtssaal in die Hand. Das war der Dank für ein zündendes Plädoyer für die naturbelassene Milch, wie gezapft von der Kuh. Zimmermann zitierte Pfarrer Kneipp und Professoren, die sämtlich von der Qualität unbehandelter Kuhmilch berichten.

‚Mörder bekommen lebenslänglich,' konstatierte Zimmermann und forderte für ‚Lebensmittelfälscher' die gleiche Strafe. Für den Drogisten ist Rohmilch das einzig Wahre. Ergo: Knast für H-Milchproduzenten und Dosenmilchhersteller.

Nach dem Wissen von Helmut Zimmermann wird H-Milch auf 150 °C erhitzt und damit das Eiweiß für den menschlichen Genuß unbrauchbar. Folglich ist H-Milch ‚eine Leiche, die zweimal erschossen worden ist'. Daß man für sich wegen des Eintretens für die Gesundheit heute vor Gericht verantworten müsse, ist für Zimmermann unfaßbar. Molkereifachleuten hat er schon mal den Test angeboten, in ihre H-Milch zu spucken und zwei Tage später nachzusehen: ‚Da tut sich nix, weil die H-Milch tot ist.' Rohmilch dagegen gerinnt, womit deren natürliche Güte klar bewiesen sei.

Keine Mutter käme – so Zimmermann – auf die Idee, ihre Muttermilch zuvor abzukochen. Die naturbelassene Milch sei für das Kind das

Beste, ‚es sei denn, die Mutter säuft und raucht‘. Wer über 42 °C Fieber habe, der müsse sterben, weil das Eiweiß im Körper gerinne. Was nach 150 °C Hitze von der Milch übrigbleibe, könne sich jeder vorstellen. Wäre statt dessen die Rohmilch zugelassen und verbreitet, würden sich nach Meinung des Drogisten 80% der Krankheiten erst gar nicht entwickeln.

Nach dem Lebensmittelrecht ist der Verkauf von Rohmilch verboten, weil angeblich die Gefahr besteht, daß Tierkrankheiten auf den Menschen übertragen werden, oder die Hygiene ab Stall nicht gegeben ist. Diese Argumente zählen laut Zimmermann nicht."

Am 4.3.1994 schickte uns Freund Zimmermann die Unterlagen der grotesken Coburger Comödie. Er schreibt: „Ist es nicht schlimm, daß wir uns dauernd mit diesen Ernährungsanalphabeten herumschlagen müssen?"

Ja, es ist schlimm, Helmut Zimmermann. Danke für Ihren zähen Kampf gegen die Uneinsichtigkeit!

Milch und Brot macht Wangen rot
oder
Der Schulmilchskandal

Natürlich machen die hochsubventionierten Milchseen den Absatzstrategen des Milch-Business Sorgen. Was tun, fragten sie sich – und gingen, zusammen mit den Milchkollegen der anderen EG-Länder, nach Brüssel. Der Plan war genial. Er wurde im April 1977 von den Brüsseler Bürokraten verabschiedet – als **EG-Schulmilchprogramm.** Nicht ganz zehn Jahre später zieht Rolf Meyer im Milchbranchenorgan AID-Verbraucherdienst 31 (1986) Heft 4 Zwischenbilanz. Milch, so konstatiert der Autor in dem uns vorliegenden entlarvenden Dokument sei „einerseits in der Europäischen Gemeinschaft (EG) im Überschuß vorhanden, andererseits ein von der Natur insbesondere für den jugendlichen Organismus ernährungs-physiologisch günstig ausgestattetes Lebensmittel". Mit der Verabschiedung des EG-Schulmilchprogramms habe der Rat der Europäischen Gemeinschaft „sowohl absatzpolitischen (!) als auch gesundheitspolitischen Anliegen entsprochen".

Es ist rührend zu lesen, wie sich der Milchpropagandist Meyer aus vorgeblich gesundheitlichen

154

Gründen für ein „schülergerechtes Angebot an Milch und Milcherzeugnissen" stark macht. Er rühmt die Eiweißversorgung durch Milch, die herrlichen Mineralien – auch die Calcium-Lüge darf natürlich nicht fehlen – und die köstlichen Vitamine. Meyer stützt sich dabei auf den Ernährungsbericht 1984. Dieser wird alle vier Jahre von der Deutschen Gesellschaft für Ernährung (DGE) erstellt. Wir werfen der DGE seit Jahren Hörigkeit gegenüber der Nahrungsmittelindustrie vor. Der gegenwärtige Präsident, der Psychologe Prof. Pudel, begutachtet, wie wir dokumentiert haben – Mc Donald's Fast-Food-Produkte positiv.

Meyer zitiert also wacker: „Im Ernährungsbericht 1984 wird eine Versorgungslücke bei Vitamin B 2 bei Kindern und Jugendlichen von bis zu 30% festgestellt. Dies wird ursächlich auf einen unzureichenden Milchkonsum zurückgeführt." Das ist natürlich blühender Unsinn. Jugendliche, aber auch Erwachsene, leiden unter Vitaminmangel, weil sie zu wenig Frischkost in Form von Salaten und Obst essen, dafür Auszugsmehl-Brote und -Nudeln konsumieren und sich den Magen mit Fabrikzucker, dem Vitaminräuber Nr. 1, verderben und damit den Stoffwechsel stören. Es ist, nebenbei bemerkt, immer mißlich, **ein** Lebensmittel – Milch für Calcium oder Vitamin B 2 – für Mineralien- oder Vitaminzufuhr haftbar zu ma-

155

chen. Die Natur stellt uns diese Grundstoffe in der vollwertigen Nahrung gleich vielfach zur Verfügung. Wer seinen Speiseplan abwechslungsreich mit verschiedenen Salaten bestückt, hat allein davon Calcium und Vitamine in Hülle und Fülle zur Verfügung.

Einige Probleme machen unserem Zeltmissionar der EG-Schulspeisung, Rolf Meyer, Sorgen mit Blick auf die Akzeptanz durch die Verbraucher. Da ist die Sache mit der H-Milch im Schulprogramm: „Wegen geringerer Abnahmemengen und fehlender Kühlmöglichkeiten bei einzelnen Ausbildungsstätten wird in der Palette der Schulmilcherzeugnisse z. T. H-Milch (ultrahocherhitzte Milch) angeboten ... Diese Situation führt häufig zu der Frage, ob H-Milch nicht in ihrem Nährwert wesentlich beeinträchtigt ist." Keine Angst, dem Manne kann geholfen werden. Von wem? Von der Deutschen Gesellschaft für Ernährung und ihrem Ernährungsbericht natürlich wie vom unvermeidlichen Prof. Renner, der wie das Kasperle die Bühne betritt, wenn das böse Krokodil erscheint. „Insgesamt gesehen" sei die H-Milch, weiß Meyer, „eine ebenso wertvolle Eiweißquelle wie pasteurisierte Milch". Die höheren Verluste z. B. an Lysin und Vitaminen seien so gering, „daß der Ernährungsbericht 1984 zu dem Schluß kommt: ‚Die Umstellung von pasteurisierter Milch auf H-Milch bringt keine nachweisbaren ernährungsphysiologischen Nachteile mit sich.'"

Meyer hätte auch Freund Renner zitieren können, der ein Jahr zuvor im „Musterländle" eine Schlacht für die H-Milch an der Schulfront schlug. Die kritische Verbraucherzentrale Baden-Württemberg hatte sich nämlich gegen „die neuerlichen Bestrebungen der immer stärker konzentrierten Milchversorgungswirtschaft" gewandt und die Verdrängung der pasteurisierten Milch durch H-Milch angeprangert.

Für die Verbraucherzentrale war die „Überlegenheit der pasteurisierten Milch (Frischmilch) mit einem Fettgehalt von 3,5% gegenüber der H-Milch" klar. H-Milch habe eine geringere geschmackliche Qualität, was Kinder vom Milchtrinken abhalte. Für die Milchhersteller war nun gerade die letzte Aussage bedrohlich. Verfolgte doch, wie Meyer offen zugibt, das EG-Schulmilchprogramm das suggestive Marketingkonzept, „über den täglichen Milchkonsum der Schüler auch die späteren Ernährungsgewohnheiten günstig zu beeinflussen". Also ließ der Milchwirtschaftliche Verein Baden-Württemberg von Prof. Renner eine Stellungnahme – für welches Honorar? – abgeben. Darin bekundete der Gießener Milch„wissenschaftler" dann prompt: „Das

Milcheiweiß wird in seiner Wertigkeit durch die Ultrahocherhitzung nicht beeinträchtigt. Einige Vitamine werden beim Erhitzen geschädigt, was aber bei der H-Milch nur in einem geringen Umfang zutrifft – nicht mehr als beim Kochen und Backen im Haushalt."

Doch Rolf Meyer von AID-„Verbraucherdienst" (!) treiben noch andere Sorgen um: „Im Schulmilchangebot befinden sich häufig die bei Kindern sehr beliebten Milchmischgetränke (z. B. Vollmilch mit Kakao- oder Vanillegeschmack), bei denen der Zuckerzusatz (Saccharose) aus ernährungsphysiologischer Sicht mitunter kritisiert wird." Meyer muß einräumen, daß die Übergewichtigkeit vieler Schulkinder „in der Regel auf falsche Ernährungsgewohnheiten (zu hoher Fett- und Zuckerkonsum) zurückzuführen" ist. Nun macht zwar, wie in den Bruker-Büchern nachzulesen ist, Fett nicht fett; aber Fabrikzucker ist schon ein alter Fettmacher. Mit frommem Augenaufschlag empfiehlt der Autor Rolf Meyer der Molkereiwirtschaft den „Weg der systematischen Reduktion des Zuckerzusatzes bis zur geschmacklich akzeptablen Grenze einzuschwenken". Schließlich werde ja auch, so der Autor ausnahmsweise korrekt, „durch eine geringere Zuckeraufnahme der Karies vorgebeugt". Natürlich lachen sich die Absatzstrategen in den Spitzenetagen der milliardenschweren Molkereiwirtschaft über die „geschmacklich akzeptable" Zuckerzusatzgrenze schlapp – das Geschäft ist zu süß! Auch die Zukker-Lobby läßt grüßen! Unser Prof. Renner fakkelt da nicht lang. Er weiß, die tote H-Milch ist der Jugend nicht zu verkaufen, man muß ihre Geschmacksqualität äußerlich verbessern. Mit einem gut gewählten Aromat aus der Hexenküche der Industrie kann man heute ja schon fast ein Stück Styropor als Wiener Schnitzel verkaufen. Renner macht den besorgten Eltern die H-Schulmilch mit den professoral tröstlichen Worten schmackhaft: „Um die Geschmacksqualität der H-Milch für Kinder attraktiv zu machen, wird die Schulmilch weitgehend in Form von Milchmischgetränken angeboten (Kakao, Vanillemilch, Fruchtmilch)."

Beim EG-Schulmilchprogramm ahnt man etwas von der Power der Milchindustrie und ihren Langzeitstrategien. Den Milchverkauf an den Schulen (und Kindergärten) subventionieren wir Steuerzahler. Die Milchwirtschaft schwört Lehrer und Elternvertreter auf das Produkt ein und stellt örtliche „Schulmilchberater" ab. Das Schulmilchprogramm ist einer der genialsten und schlagkräftigsten Coups der Nahrungsmittelindustrie seit 1945.

Man stelle sich der Anschaulichkeit halber einmal vor, das Backhandwerk oder die Fleischindustrie oder, sagen wir, die Gummibärchenhersteller hätten diese Invasion in Schulen und Kindergärten geplant und mit Hilfe nationaler und supranationaler staatlicher Stellen durchgeführt! Was für ein gigantisches Geschäft!

Man lasse sich folgenden Satz aus Meyers Zwischenbericht einmal auf der Zunge zergehen und ersetze das Wort Schulmilch ersatzweise durch „Brötchen", „Fleischwurst" oder „Gummibärchen": „Alle Beteiligten an der Schulmilchaktion wie Milchwirtschaft, Eltern, Schulverwaltung, Lehrer und Schülermitverwaltung tragen in hohem Maße mit Verantwortung dafür, daß jeder Schüler die Möglichkeit erhält, verbilligte Schulmilch für sich in Anspruch zu nehmen." Mit nachgerade drängendem Unterton heißt es weiter: „Daher ist dieser verantwortliche Personenkreis aufgerufen, zur Lösung organisatorischer Fragen und Probleme aktiv beizutragen und ein tägliches Schulmilchangebot zu schaffen." Nicht zuletzt mit dem trojanischen Pferd des EG-Schulmilchprogramms gelang es dem deutschen Milch-Business mit weit gestreutem Werbematerial und kostspieligen Overhead-Folien flächendeckend in die Klassenzimmer vom Bodensee bis zur Ostsee einzudringen.

Renner war und ist immer dabei wie der berühmte Igel in der Fabel mit seinem sprichwörtlichen „Ick bün all hier". So weist der Gießener Milchmann im April 1986 in einem Vortrag vor Haus- und Landfrauenverbänden, Elternvertretern, Lehrern und kirchlichen Organisatoren – also lauter Multiplikatoren – auf die „große Bedeutung" der Milch hin. Wie eine Presseerklärung der Landesvereinigung der Milchwirtschaft Niedersachsens vom 3. 4. 1986 ausweist, appelliert Renner „an alle Erziehungsberechtigten, dafür Sorge zu tragen, daß jedes Kind am Schulfrühstück teilnimmt, und das natürlich unter Aufsicht". Will er hinter jedes Kind und jede Milchtüte einen Polizisten plazieren? Renner bezeichnet die Milchpromotion des niedersächsischen Landesverbandes (mit dem sinnigen Titel „Gemeinsam schmausen in den Pausen") selbstredend als „vorbildlich". Dann heißt es wörtlich: „Die von seinem Kollegen, Dr. M. O. Bruker, ärztlicher Direktor des Krankenhauses Lahnhöhe in Lahnstein, aufgestellte These, Milch mache krank, und die dazu herausgegebenen Erklärungen widerlegte Renner in allen Punkten." Das ist allerdings ebenso verblüffend wie die behauptete Kollegenschaft. Immerhin bin ich, Dr. Bruker, Arzt mit sechzigjähriger Praxis in Ernährungskrankheiten und ein scharfer Kritiker der Nahrungsmittelindustrie, Renner aber Chemiker und, mit äußerster Zurückhaltung formuliert, ein

Freund der milliardenumsatzschweren Milchindustrie.

Renner erklärt laut dieser Presseerklärung weiter, „daß die Ausführungen Brukers öffentlich nicht vertretbar seien und zukünftig alle Patienten, die im Krankenhaus Lahnhöhe behandelt werden, nicht mehr mit einer Kostenerstattung durch Krankenkassen rechnen dürfen. Renner: Schon allein diese Tatsache spricht für sich." Das mit der Nicht-Kostenerstattung gegenüber den Patienten der Klinik Lahnhöhe durch die Krankenkassen ist natürlich blühender Blödsinn. Warum eine Prise Rufmord statt wissenschaftliche Auseinandersetzung, lieber Renner?

Die hübsche Presseerklärung, die wir uns eigentlich rahmen und im „Dr. Max Otto Bruker Haus", unserem vielbesuchten neuen, industrieunabhängigen und ganzheitlichen Gesundheitszentrum auf der Lahnhöhe, an die Wand hängen sollten, lautet abschließend: „Die Landesvereinigung der Milchwirtschaft Niedersachsen hat Professor Renner eingeladen, seinen Vortrag auch in anderen Städten des Landes zu halten, um eine flächendeckende Aufklärung zum Thema Bedeutung der Milch in der Ernährung des Schulkindes zu gewährleisten." Das ist interessant. So also kommen Vorträge „unabhängiger Wissenschaftler" über Produkte der Nahrungsmittelindustrie

162

zustande. Flächendeckend, versteht sich. Was wohl die Milchwirtschaft in all den Jahren an Vortragshonoraren flächendeckend in allen Bundesländern für den „unabhängigen Milchwissenschaftler" aus Gießen investiert hat? Man wird so eine unkeusche Überlegung im Stillen doch wohl denken dürfen. „Pecunia non olet", Geld stinkt nicht, sagten die Römer über die kaiserliche Latrinensteuer. Und Milch?

„Mehr Menschen als das Schwert tötet der Fraß."

Galen, griechischer Arzt

Zwischenspiel Tschernobyl
oder
Die strahlende Milch wird
gesundgebetet

Als sich 1986 im ukrainischen Reaktor Tschernobyl der SuperGAU ereignet und Millionen Hektar Gras, also Viehfutter, in Europa radioaktiv belastet werden, reagiert die Bevölkerung der Altbundesrepublik vernünftig. Sie schränkt den Milchverbrauch ein. Sie trinkt rund 1,5 Millionen Liter Milch weniger als sonst in einem Monat. Dieses verantwortungsbewußte Verbraucherverhalten kollidiert natürlich mit den Geschäftsinteressen der Milchkonzerne. Die Verfütterung atomar verseuchten Viehfutters läßt aus gutem Grund „strahlende Milch" befürchten. Was tut die uns bekannte „Centrale Marketinggesellschaft der deutschen Agrarwirtschaft" (CMA)? Sie verteilt von Konstanz bis Kiel eine „Elterninformation für Schulmilch-Frühstück". In ihm ist viel vom nützlichen Milcheiweiß, von Calcium und saftigen Vitaminen die Rede. Unter dem Slogan „Milch – ein Geschenk der Natur" verkünden die Milchlobbyisten fröhlich: „Sie sehen, liebe Eltern, es gibt eine Reihe guter Gründe, warum Sie und Ihr Kind täglich Milch trinken sollen." Das „Informationsblatt" in Millionenauflage enthält kein Wort über das in Tschernobyl emittierte Radionuklide Cäsium 134 und 137 – aber auch keinen Hinweis über das heißumstrittene Thema behördlicher und medizinisch zulässiger Becquerelwerte.

Von Milchpapst Renner ist uns natürlich kein Einspruch gegen die CMA-Propaganda bekannt. Wohl aber findet unser hartnäckiges Gedächtnis in unserem noch hartnäckigeren Archiv eine unverhohlene Stellungnahme Prof. Helmut Rottkas. Rottka ist, resp. war **der** Ernährungswissenschaftler und einer der Führungsbeamten des – inzwischen wegen seiner mangelhaften Aufsicht im AIDS-Blutspendenskandal zur Auflösung anstehenden – Bundesgesundheitsamtes in Berlin. Im Juni 1986 befindet Rottka allen Ernstes, der Verzicht auf die Strahlemilch sei riskanter als die aktuelle Belastung dieser „einzigen wesentlichen Calciumquelle in der Ernährung" durch radioaktives Cäsium. Rottka plädiert ohne Einschränkung dafür, bei den aktuell erhöhten Werten selbst den Kindern die Milch nicht vorzuenthalten. Rottka befindet sich in guter Gesellschaft. Ministerien und Behörden wetteifern darum, die strahlende Milch möglichst rasch gesundzubeten. Das Bonner Umweltministerium bagatellisiert, die Milch in Süddeutschland sei durchschnittlich nur mit 21

Becquerel pro Liter belastet. Das Münchner Umweltministerium gibt der bayerischen Milch ebenfalls flugs ein Unbedenklichkeitsattest. Den „aktuellen Mittelwert" bestimmen die Münchner Ministerialen mit 20 Becquerel in Nordbayern, mit 21 Becquerel in Südbayern. In Berlin beruhigt der von der Meierei-Zentrale beauftragte „Sachverständige" Dr. Michael Scheutwinkel, die Bevölkerung an der Spree habe sich auf die „harmlose Belastung" von maximal 30 Becquerel „für einen längeren Zeitraum" einzustellen.

Was von solchen Zahlenspielen der Behörden zu halten ist, enthüllt zur gleichen Zeit der (kritische) Leiter des Münchner Umweltinstituts, Dr. Eckhard Krüger. Die behördliche Handhabung der Durchschnittswerte bezeichnet Krüger als „Volksverdummung": Bei willkürlich entnommenen Milchproben in Molkereien werde Radioaktivität gemessen und aus einer Vielzahl ein statistischer Mittelwert ausgerechnet. Bei dieser Art Strahlenkosmetik tauchten tatsächlich gemessene Spitzenwerte von über 130 Becquerel (Berliner Richtwert: 100 Becquerel) gar nicht mehr auf. Dabei äußern im Tschernobyljahr 1986 Fachärzte die Meinung, Trinkmilch für Kinder dürfte auf keinen Fall 20 Becquerel überschreiten!

Daß Molkepulver mit einer Strahlungsaktivität von Milliarden Becquerel 1986 monatelang als

Ladung auf deutschen Schienen steht und abenteuerliche Geisterfahrten absolviert, das haben wir meist schon gnädig vergessen. Wo es um die Interessen des gewaltigen Ernährungsbranchenführers Milchwirtschaft geht, da fällt selbst die Radioaktivität wenig ins Gewicht. Wie kritisierte der Ernährungspionier Prof. Werner Kollath einmal: „Vieles, was als technischer Fortschritt gerühmt wurde, hat sich als biologischer Rückschritt entpuppt."

„Sie sägten Äste ab, auf denen
sie saßen und schrien sich zu
ihre Erfahrungen,
wie man schneller sägen könnte,
und fuhren mit Krachen
in die Tiefe,
und die ihnen zusahen,
schüttelten die Köpfe
beim Sägen
und sägten weiter."

Bert Brecht

Ist's Wahnsinn auch, so hat es doch Methode: B.U.N.D. prämiert „schadstoffarme Milchproben".

Wir rieben uns die Augen, als wir im März 1991 eine Presseinformation der baden-württembergischen Geschäftsstelle des Bundes für Umwelt und Naturschutz Deutschland (B.U.N.D.) mit der Schlagzeile „B.U.N.D. prämiert zum 3. mal schadstoffarme Milch" (25.3.91) lasen. So ganz nebenbei erfuhren wir damit, für was man hierzulande bereits einen Preis erhält: „Der B.U.N.D. zeichnete am 23. März in Neckarsulm Milchproben mit extrem niedrigen Gehalten an PCB und Organochlorpestiziden aus", lasen wir da. Und: „Dieser Wettbewerb diente dem Zweck der „Entgiftung der Milch" und damit der „Entgiftung der Biosphäre".

Schlimm ist es, denken wir, wenn das eigentlich Selbstverständliche so wenig selbstverständlich ist, daß es schon prämiert werden muß. Das ist so, dachten wir weiter, wie wenn wir anfingen, Politiker auszuzeichnen, sagen wir mit dem Großen Bundesverdienstkreuz, wenn sie Amt und private Interessen **nicht** miteinander verquickten! Wir wollen den Freunden vom B.U.N.D. nicht nahetreten, aber die jährliche Preisverleihung wirft schon ein bezeichnendes Licht auf die schleichende Umweltkatastrophe.

Schauerlich ist, was die verbraucherfreundlichen Milchexperten bei ihrem Wettbewerb so alles aufdeckten. Der Genauigkeit halber zitieren wir die Pressestellungnahme wörtlich: „Bauern, die schadstoffarme Milch erzeugen, haben in der Regel höhere Produktionskosten. Die hohen Grenzwerte ermöglichen es aber den Molkereien, auch solche Milch zu verarbeiten, die hoch belastet ist. Der verantwortungsbewußte Erzeuger erhält dadurch keine Anerkennung. Dessen Milch wird benötigt, um die Milch weniger verantwortungsbewußter Erzeuger vermarkten zu können. Ein Wettbewerb um die möglichst gering belastete Milch findet dadurch innerhalb der Erzeuger einer Molkerei nicht statt." Die Schadstoffbelastung der Milch ist also erheblich von der Wirtschaftsweise, der Motivation und dem jeweiligen Konkurrenzdruck, der Lage des Weidelandes usw. des Erzeugers abhängig.

Die B.U.N.D.-Experten machen auf das Problem der „Belastungspfade" der Milch aufmerksam. Was ist das? Lesen wir noch einmal die Stellungnahme: „Wichtige Belastungspfade sind Zukauffuttermittel, vor allem Importe aus Ländern, in denen bei uns verbotene Pestizide, wie

z. B. das DDT, noch angewandt werden. Daneben bestehen jedoch eine Vielzahl anderer Schadstoffquellen: Beim PCB kommen z. B. Siloanstriche, Schmiermittel und Hydrauliköl, Anstriche, Plastikfolien und undichte Kondensatoren von Leuchtstoffröhren in Frage. Bei den Pestizidwirkstoffen wie DDT müssen unter anderem Rückstände in Melkfett und in zugekauftem organischem Dünger in Betracht gezogen werden. PCB wird von Müllverbrennungsanlagen emittiert. Pestizide und PCB gelangen immer wieder in die Tiere, wenn Milch, Milchpulver, überlagerte Butter, Fischmehl und Fischöl verfüttert werden. HCB, ein heute verbotener Wirkstoff, der vor allem als Saatgutmittel eingesetzt wurde, ist teilweise noch als Altlast im Boden vorhanden."

Wie ubiquitär, das heißt wie allgegenwärtig die Schadstoffbelastung unserer Nahrung ist, das haben die Lebensmittelchemiker Udo Pollmer und die 1984 verstorbene Eva Kapfelsperger in ihrem lesenswerten Report „Iss und stirb. Chemie in unserer Nahrung" (Rowohlt Taschenbuch) beklemmend dokumentiert. „Natürlich", beobachten die Autoren, „ist auch die deutsche Milch nicht völlig frei von Pestiziden, auch nicht von solchen, die hier längst verboten sind". Die Ursachen hierfür liegen sehr oft in den aus der Dritten Welt importierten Extraktionsschroten und Preßkuchen aus Ölfrüchten, aber auch hausgemachten Rückstandsproblemen bei der Besprühung der Rinder mit Insektenpulver und Stallhygienemitteln. Noch in der Buchausgabe von 1992 kommt Pollmer zu dem alarmierenden Fazit: „Ungeachtet des Sinkens der Pestizidrückstände sind die PCB-Gehalte in der Milch seit einem Jahrzehnt unverändert hoch... PCB ist heute praktisch überall nachweisbar, in der Luft, im Wasser, im Boden, in der Nahrung, ja sogar im menschlichen Knochenmark. Beim Übergang vom Boden zur Pflanze reichert sich das PCB um das 50fache an. In der Muttermilch und im menschlichen Mark beträgt seine Konzentration dann das 25000fache des Ausgangsgehalts im Boden. Die Kieler Bundesanstalt für Milchforschung errechnete überschlagsmäßig, daß die Bundesbürger jährlich allein über Milch und Milchprodukte mehr als 100 Kilogramm PCB verzehren."

Auch in der Schadstoffkatastrophe gibt es, wie Pollmer enthüllt, vielfachen Etikettenschwindel: „1988 trat endlich die neue Höchstmengenverordnung für PCB in Kraft. Das Problem wird dadurch nicht gelöst, sondern nur verschoben: 1978 tauchte in Lebensmitteln ein neues und undefinierbares Stoffgemisch auf, das die PCB-Analytik störte. Die chemischen Untersuchungsämter identifizierten es nach mühseliger Kleinarbeit als

‚Ugilec'. Mit diesem Präparat hat die Industrie, unbemerkt von der Öffentlichkeit, das PCB nach seinem Verbot ersetzt."

Nun könnte man einwenden: Leidet der Mensch wirklich an diesen Pestizid-Dosierungen? Wir hören täglich von Herzinfarkten, Gallensteinen, Krebs und Rheuma, aber vom SuperGAU Tschernobyl einmal abgesehen – ganz selten von Umweltkrankheiten. Des Rätsels Lösung ist simpel: Der Mediziner wird für diese Art Diagnostik nicht ausgebildet, außerdem steht ihm natürlich nicht die umfangreiche, immens teure Labortechnik zur Verfügung. Daß aber unsere ganz alltägliche Schadstoffbelastung erhebliche gesundheitliche Konsequenzen hat, das dokumentiert, um ein letztes Mal Kapfelsperger/Pollmer zu zitieren, der Versuch russischer Forscher aus dem Jahr 1975: „Sie verabreichten Ratten 4 Monate lang eine Pestizidmischung, die in ihrer Zusammensetzung etwa dem entsprach, was ein Mensch Tag für Tag so alles mitverzehrt. Ergebnis: Sowohl alle nichtspezifischen wie auch die spezifischen Immunreaktionen nahmen deutlich ab, ja sogar der bakterizide Schutz der Haut war geschwächt. Obwohl die Tiere anschließend wieder pestizidfrei ernährt wurden, blieben die Auswirkungen noch Monate später bestehen. Die geschwächte Abwehrkraft konnte sich nicht mehr regenerieren."

172

Wir dürfen bei all dem nicht vergessen, daß die von der Milchwerbung gepriesene „Milch von glücklichen Kühen", die auf würzigen, artenreichen Almwiesen grasen, weitgehend Illusion ist. Tatsächlich bekommen die Kühe in Deutschland rund das zwanzigfache an sogenanntem Zukauffutter als nach dem Krieg. Über diese Futterkette gelangen Quecksilber – aus dem quecksilberbehandelten Getreide (gegen Schimmelbefall) –, Blei und Cadmium in den Magen der Kuh und damit in die Milch. Weiter gelangen Dioxin und polychlorierte Biphenyle über das Futter in das Tier. Was kann das arme Vieh schließlich dafür, wenn es vom Frühjahr bis zum Herbst auf kali- und phosphatüberdüngten Wiesen weidet? Aber auch Silage und Heu schaffen gesundheitliche Probleme. Jeder Veterinärmediziner kennt die Leberstörungen der Kühe infolge der Behaftung von Silage und Heu mit Pilzgiften oder, wie sie wissenschaftlich genannt werden, Mycotoxinen. Die Milch einer derart leberkranken Kuh ist unschwer an ihrem Harnstoffgeschmack zu erkennen. Selbst bei der Kühlung der Milch lauern noch Gefahren: Die säurebildenden Bakterien verschwinden, Fäulnisbakterien treten auf. Mögliche Folge: Die Milch wird anschließend nicht sauer, sondern fault bitter vor sich hin...

Das Koblenzer Urteil oder
Das Märchen von der Frischmilch

Frisch vom Erzeuger zum Verbraucher – mit diesen und anderen flotten Sprüchen wirbt die Milchwirtschaft für ihr Produkt. Frisch schäumt die Milch in Kinoreklamen und Inseraten in die kühle Milchkaraffe. Alte Milch – das scheint ein Widerspruch in sich. Trinken wir doch als Säuglinge bereits die Milch frisch von der mütterlichen Quelle. Selbst das Kälbchen drängt sich, kaum geboren, an die Zitzen der Mutterkuh. Doch was uns die Natur, diese reiche Mutter, selbstverständlich offeriert, Güte erster Qualität, das schaffen die Produzenten der Industriemilch nicht; wohl aber geben sie vollmundige Töne von sich. Da stattete doch 1982 eine hessische Molkerei ihre pasteurisierte Milch ganz dreist mit der Packungsaufschrift „frisch" aus. Das ging der Bezirksregierung Koblenz zu weit. Die untersagte der forschen Molkerei die Bezeichnung „frisch" für ihre pasteurisierte Milch. Mit Recht rügten die Richter, die Bezeichnung „frisch" bei einer pasteurisierten Milch sei für die Verbraucher irreführend. Denn die Milch könnte bis zum Kauf durch den Kunden bis zu sechs Tage alt sein...

Da erhoben die hessischen Milchpasteurisierer großes Geschrei und mit ihr sämtliche unhimmlischen Heerscharen der bundesdeutschen Milchindustrie. Denn die Herren fürchteten bundesweite Auswirkungen dieses unmißverständlichen Gerichtsbescheids. Schließlich ging die Justizentscheidung landauf landab durch die Presse, und nichts fürchtet die Nahrungsmittelindustrie mehr als den mündigen, aufgeklärten Verbraucher. Also erhoben die Hessen Klage vor dem Verwaltungsgericht Koblenz. Erfolglos. Jetzt zogen die Streithansel vor das Oberverwaltungsgericht (OVG) Rheinland Pfalz in Koblenz.

Soviel Hartnäckigkeit zeitigte über Nacht Erfolg. Die neuen Richter erklärten die Verfügung der Bezirksregierung und damit auch die frühere Entscheidung ihrer Richterkollegen für falsch, das heißt rechtswidrig. Das OVG befand in seiner sensationellen, oder genauer gesagt sensationell skandalösen Revision, natürlich dürfe eine Milchsorte nicht als frisch bezeichnet werden, wenn sie durch Zeitablauf oder Haltbarmachung wesentlich an Qualität eingebüßt habe. Zwei Gutachten hätten allerdings, so befanden die Richter, ein für die hessische Molkerei erfreuliches Ergebnis gebracht. Ja, noch weit mehr: Die mikrobiologische Auswirkung der Pasteurisierung auf den Genuß und Gebrauchswert sei sogar positiv. Die Erhitzung bewirke nämlich die Abtötung beziehungsweise Reduzierung von Krankheitserregern. Weder im Geruch, noch im Geschmack, noch in der Farbe sei die „kurzzeiterhitzte" Milch anders als die Rohmilch. Selbst nach sechs Tagen weise die pasteurisierte Milch keinerlei Qualitätsverlust gegenüber der Rohmilch auf. Ergo: Der Verbraucher werde durch die Bezeichnung „frisch" nicht getäuscht. „Quod erat demonstrandum", was zu beweisen war, wie die Römer, die alten Rechtsfüchse, sagten.

Milch und Frische – das ist überhaupt ein trauriges Kapitel, über das der Laie wenig erfährt. Walter Münster, der die Molkereimeisterprüfung absolvierte und in verschiedenen Molkereien und Käsereien in Holstein, Niedersachsen, Westfalen und Hessen arbeitete, gehört zu den wenigen Experten, die den Mantel des Verschweigens lüften. Manche Leser werden Walter Münster noch als jenen Mann kennen, der bis 1983 Bioläden, Reformhäuser und Feinkostgeschäfte im ganzen Bundesgebiet mit seinem Ziegenkäse belieferte. Seine Ziegenmilchkäserei war die einzige in der Bundesrepublik, die sich ohne Staatssubventionen über Jahre hinweg behaupten konnte. In seinem Buch „Milch und Milchprodukte. Schein und Sein eines Grundnahrungsmittels" (pala-Verlag, Schaafheim 1988) kommt der Milchfachmann zum Schluß:

„Milch ist in ihrem Rohzustand ein äußerst leicht verderbliches Lebensmittel und daher eigentlich zum sofortigen Verzehr bestimmt. Daraus ergibt sich ein Hauptproblem des Milchmarktes: die fehlende Frische der Milch."

Früher, so berichtet Münster, konnten die Molkereien noch Milch liefern, die ohne Tiefkühlung am nächsten Tag in die Kanne des Verbrauchers floß. Noch bis 1950 richtete die Bundesbahn „Milchzüge" ein. Ihre Fahrpläne waren sowohl nach den Melkzeiten auf dem Lande als auch nach den Bedarfszeiten in den Städten abgestimmt. Beim Transport wurde meist die natürliche Kühle der Nacht genutzt. Münster ruft in Erinnerung: „Trotzdem versorgte sich eine Großstadt wie Berlin noch 1925 zu etwa einem Drittel mit Milch, die innerhalb des Stadtgebietes produziert wurde. Einen beträchtlichen Anteil daran hatten die sogenannten Abmelkställe. Das waren Kuhställe mitten in der Stadt, von denen aus kuhwarme Milch verkauft wurde. Und weil ihre Wärme auch als Zeichen ihrer Frische galt, war sie teurer als die gekühlte Molkereimilch. Zu dieser Zeit gab es auch erstmals Widerstand gegen pasteurisierte Milch. Dabei ging es nicht um das eigentliche Erhitzen, denn meist wurde die Milch doch aufgekocht. Umstritten war vielmehr, daß diese Milch noch als frische Milch verkauft wurde."

Heute, beobachtet Münster, wird die morgens in den Molkereien angelieferte Milch längst nicht mehr am gleichen Tag verarbeitet: „Heute lagert sie völlig unkontrolliert nicht nur für Stunden, sondern für Tage in den Tanks der Molkereien. Völlig unkontrolliert deshalb, weil sie nach dem Milchgesetz eigentlich 22 Stunden nach dem Melken pasteurisiert werden muß. Aber durch eine Vielzahl von Ausnahmegenehmigungen ist dieser Paragraph praktisch außer Kraft gesetzt. Ein großer Teil der Milch steht zu diesem Zeitpunkt noch in den Tiefkühltanks der Bauern, weil sie nur jeden zweiten oder gar dritten Tag abgeholt wird."

Münster weist auf einen wichtigen kritischen Punkt hin, der bei der Diskussion um das Problem Industriemilch meist unterschlagen wird: die Kühlung. Nachdem, vor allem seit dem Zweiten Weltkrieg, der Kühlschrank seinen Siegeszug in den deutschen Haushalten angetreten hat – es gibt, wie die Statistik ausweist, praktisch keinen Haushalt mehr ohne Eisschrank –, haben wir Verbraucher kein kritisches Bewußtsein dem Kühlungsprozess gegenüber. Münster schlägt, was die Milch angeht, Alarm: „Für das Naturerzeugnis Milch bedeutet eine Tiefkühlung praktisch die gleiche Strapaze wie eine Pasteurisierung. Sie ist auf Körpertemperatur fixiert. Ob nun von 37 °C auf vier Grad tiefgekühlt oder von 37 °C auf 70 °C erhitzt, die

178

Temperaturdifferenz ist gleich. Nur, die Erhitzung dauert vielleicht eine Minute. Die Tiefkühlung dauert Tage."

Im Gegensatz zum „Milchpapst" Renner zeigt der Molkereimeister Münster ein Gespür für das Leben, den „bios" (altgriechisch), in der Milch: „Auf jeden Fall werden durch jedes Verfahren, beginnend mit der Veränderung des Salzgleichgewichtes, aber auch noch in anderer Weise, Kettenreaktionen ausgelöst, die die biologischen, chemischen und physikalischen Feinheiten der Milch verändern, wenn nicht gar zerstören. Hinzu kommen eine Menge bakterieller Enzyme, die in dieser Zeit entstanden. In völlig zufälliger Dosierung und entsprechend dazu ihre Abbauprodukte... Im Grunde ist es eine Irreführung des Verbrauchers, wenn dieses Erzeugnis dann noch als Milch bezeichnet wird."

Wenn den Verbraucher bei der Milch etwas interessieren sollte, rät Münster, dann der Zeitpunkt, wo sie gemolken wurde: „Wie feinfühlig man früher war, ist in der alten preußischen Vorzugsmilch-Verordnung nachzulesen. Danach durfte Vorzugsmilch nur innerhalb von 24 Stunden nach dem Melken verkauft werden." Preußens Gloria in Sachen Milchfrische – wer hätte das gedacht!

Der Teufel in Moskau
oder
Eine Lektion über die Frische

Im Schatten entdeckte der Kantinenwirt den Mann, den er suchte.

Der schwarze Magier lag auf einem ausladenden, niedrigen Diwan voller Kissen. Der Kantinenwirt gewann den Eindruck, daß der Artist nur mit schwarzer Wäsche und spitzen schwarzen Schuhen bekleidet war.

„Ich bin", begann der Kantinenwirt bitter, „der Leiter der Kantine im Varietétheater..."

Der Artist streckte entschieden die Hand aus, an der edle Steine funkelten, als wolle er dem Kantinenwirt die Lippen verschließen, dann sagte er sehr energisch: „Nein, nein, nein! Kein Wort weiter! Unter keinen Umständen und niemals werde ich in Ihrer Kantine etwas in den Mund nehmen! Gestern, mein Verehrtester, bin ich an Ihrer Theke vorbeigegangen und sehe noch jetzt den Stör und den Schafskäse vor mir! Teurer Freund! Schafskäse darf nicht grün sein, da hat man sie betrogen. Weiß muß er sein. Na, und der Tee? Das war doch Spülwasser! Ich habe mit eigenen Augen gesehen, wie eine Schlampe einen

Eimer klares Wasser in Ihren riesigen Samovar gegossen hat, aber der Tee wurde weiterhin ausgeschenkt. Nein, mein Lieber, so geht das nicht!"

„Entschuldigung", sagte der von dem plötzlichen Angriff überrumpelte Andrej Fokitsch, „ich bin nicht deshalb gekommen, und der Stör hat damit nichts zu tun ..."

„Was heißt, er hat damit nichts zu tun, wenn er verdorben war!"

„Der Stör wurde im zweiten Frischegrad geliefert", teilte der Kantinenwirt mit.

„Das ist Blödsinn, Verehrtester!"

„Was ist Blödsinn?"

„Zweiter Frischegrad, das ist Blödsinn! Es gibt nur einen Frischegrad, den ersten, und der ist zugleich der letzte. Wenn der Stör vom zweiten Frischegrad war, heißt das, er war verfault."

„Entschuldigung", begann der Kantinenwirt, der nicht wußte, wie den Nörgeleien des Artisten zu entrinnen sei.

„Ich kann es nicht entschuldigen", sagte der Magier fest.

(aus Michail Bulgakow, Der Meister und Margarita, München 1978, S. 203. Wir entdeckten das literarische Fundstück in Andrea Finks milchwissenschaftlicher Doktorarbeit, siehe 1. und 2. Kapitel.)

Boris Becker, J. R. Ewing
und die Fußballnationalmannschaft
für die Müller-Milch

Einer Meldung des Bundesernährungsministeriums vom April 1994 entnehmen wir, daß der Konzentrationsprozeß in der Milchindustrie, wie wir ihn eingangs grundsätzlich darstellten, auch aktuell weitergeht: Obwohl der Verbrauch an Milch und Milchprodukten nahezu gleichbleibt, schrumpft die Zahl der Molkereien in Deutschland drastisch. In den alten Bundesländern sank die Zahl der Molkereien von 1988 bis 1991 um 116 Betriebe – das sind 27% – auf 315 milchverarbeitende Unternehmen. Wie immer müssen die Kleinen bei dem ökonomischen Monopolisierungsprozeß als erste dran glauben. Die Anzahl der kleineren Betriebe mit weniger als 30 000 Tonnen pro Jahr sank von 222 auf 124 Unternehmen, ihr Quotenanteil an der gesamten Milcherzeugung stürzte von zehn auf fünf Prozent. Umgekehrt erhöhte sich die Zahl der Großbetriebe mit mehr als 100 000 Tonnen Verarbeitung pro Jahr jährlich um acht auf 84.

Zu den Gewinnern zählt beispielsweise Theobald Müller, Deutschlands erfolgreichster – und wohl auch hemdsärmeligster – Molkereimeister aus dem bayerischen Aretsried. Seine Erfolgsstory ist eine so exemplarische Geschichte um Milch und Macht, daß wir sie als Paradebeispiel gnadenlosen Konkurrenzkampfes auf dem Milchmarkt nicht vorenthalten wollen. Wir entnehmen dabei alle Fakten dem hervorragenden Buch des Journalisten Klaus Wittmann „Alles in Butter oder was?" aus dem Ledermann Verlag (Bad Wörishofen). Wer einmal einen wahren Krimi über die Milchszene lesen will, der soll dieses exzellent dokumentierte und brillant geschriebene mutige Buch lesen. Denn Mut braucht es schon, einen der Mächtigen des Milch- und Millionengeschäftes anzugreifen. Aus eigener Erfahrung wissen wir, wie in der Milchindustrie Skandale vertuscht und Kritiker mit der Androhung von Prozeßlawinen eingeschüchtert werden.

Doch hereinspaziert nach Aretsried, Markt Fischach, Kreis Augsburg. Sie erkennen bei der Einfahrt die Müller-Monopole sofort. Denn der Mann, der Anfang der 70er Jahre die Vier-Mann-Molkerei seines Vaters Alois Müller übernahm, hat das 300-Seelen-Dorf mit seinen Milchtanks zugepflastert! Es gibt ein Bild von Aretsried, da lugt der Kirchturm nur mehr wie ein Wachturm oder ein Feuerwehrspritzenhaus aus den bolligen, haushohen Milchtanks heraus. Daß sich die Aretsrieder beschwerten, es dröhne den lieben langen Tag aus den Kesselanlagen und dem Becherwerk und daß der Gestank auch nicht von schlechten Eltern ist – was wissen die Konsumenten der bundesweit bekannten Müller-Milch schon davon! Die Müller-Lastwagen rattern durchs Dorf. Der tüchtige Theobald Müller besitzt eine eigene Spedition „Culina" mit über hundert LKWs; 1990 legten sie zwanzig Millionen Jahreskilometer zurück und verbrauchten dabei sechs Millionen Liter Diesel. Allein für die Mercedes-LKW-Flotte errichtete der Milchbaron drei weitere Niederlassungen in Mannheim, Paderborn und Bischofswerda in Sachsen. Klar, daß so ein Mann mit seinem Millionen-Steueraufkommen und einer geschickten Spendenpolitik in der klitzekleinen, durch die Müller-Milch über Nacht zu Reichtum gekommenen Gemeinde das Sagen hat. Doch dazu später.

Müller ist eine Art Werbepapst der Milchindustrie. Er weiß, daß man neue Produkte mit imposanten Werbefeldzügen den Menschen in die Köpfe hämmern muß. Was tut der gute Mann? Er engagierte das Tennis-Genie Boris Becker. Für drei Jahre. Sofern Müllers neuer „Energiecocktail „R aktiv" einen Jahresumsatz von 50 Millionen DM bringt, sollte Bum-Bum-Boris fünf Millionen DM (in Zahlen: 5 000 000 DM) in das Steuerparadies Monaco transferieren dürfen. Ein bißchen arbeiten mußte unser Boris dafür schon.

Der Reklame-Clip für das „aktiv"-Gesöff konnte zum vorgesehenen April-Termin nicht im Allgäu gedreht werden – eigentlich stammt die Müller-Milch ja auch geographisch nicht aus dem Allgäu –, weil das Wetter da im April noch lausig ist. Neuseeland fiel als Drehort aus, weil Boris nicht zur Verfügung stand. Also wurde die „Allgäuer Milchidylle" 1990 in den Bergen unweit Hollywoods gedreht und Boris ein amerikanischer Schuljunge, ein professioneller Kinderstar, beigegeben. Das deutsche Bushalteschild und die Milchkannen stammten allerdings original aus dem Allgäu ...

Müller, der im deutschen Fernsehen die „Kuh, die Müller sagt" kreierte und der – trotz Buttermilch-Skandal – bereits in den 70er Jahren zum Buttermilch-Hersteller Nr. 1 avancierte, engagierte auch Dallas-Ekel J. R. Ewing. Stolz löffelte der sonst Whisky schlürfende Filmbösewicht Müllers Milch-Joghurt. Wieviel harte deutsche Mark der Amerikaner für die Löffelei „BAT" (**B**ar **A**uf die **T**atze) erhielt, wissen wir nicht. Wir wissen auch nicht, wieviel der alkoholfreudige Harald Juhnke für seine Konversion („Jetzt trinkt Juhnke Kefir") einstrich. Der Umsatz für Kefir, so verlautete es jedenfalls aus Aretsried, sei nach dem Auftreten der brillanten Schnapsnase um vierzig Prozent gestiegen und fünfundzwanzigtausend Briefe hätten die Müller-Molkerei erreicht. Ach ja, 1991 verjagte Theobald Müller J.R. und Boris Becker als Milchapostel wieder und beklagte sich über eine „Hetzkampagne" gegen sein Unternehmen.

„Müller-Milch, Müller-Milch, die schmeckt. Müller-Milch, Müller-Milch, die weckt, was in dir steckt." Mit solch erlesener Werbelyrik umschmeichelt Müller die Deutschen. Weil die Müller-Kuh auf deutschen Bildschirmen noch nicht ausreicht, holten die PR-Virtuosen von Müllers 30-Millionen-Jahres-Werbeetat Gerd Müller, den Fußballbomber der Nation, und kurz darauf gleich die ganze deutsche Fußballnationalmannschaft ins Müller-Milch-Reich. Laut „Spiegel" löhnte der Milchtycoon eine Million DM Honorar für die National-Fußballer und fünf Millionen für die damit verbundene Werbekampagne. Für 3,8 Millionen DM stellte sich schließlich auch der Fußballclub Schalke 04 zur Verfügung. Merke: Sport-Sponsoring ist erste Werbesahne! Natürlich ist es dem Geschäft auch nicht gerade abträglich, wenn die Großmolkerei des CSU-Mitgliedes Theobald Müller zwischendrin vor laufenden TV-Kameras den Milchstand für das Kinderfest beim Kanzler Kohl in Bonn ausrichtet...

In der Gemeinde Aretsried entnimmt der Milchbaron, wie Klaus Wittmann berichtet, unerlaubt Grundwasser und muß zehntausend DM Geldbuße (wohl aus der Portokasse!) für die Verdreckung des Flusses Schmutter durch Milchabwässer zahlen – Forellen, Weißfische und Schleie verrecken jämmerlich; Müller forderte von der Gemeinde eine Abfindung von 2,7 Millionen DM dafür, daß er seine Industrieabwässer fortan nicht mehr in die Gemeindekläranlage einleite; Müller hält die Behörden mit ständig neuen Schwarzbauten in Trab – Hauptsache der Laden läuft. Und er läuft phantastisch. Müller wird zum größten privaten Milchindustriellen Deutschlands.

Am Fall Müller ist, meinen wir, anschaulich zu studieren, wie die Nahrungsmittelindustrie geschickt aktuelle ökologische Trends aufgreift, um sie publikumswirksam zu vermarkten, ohne sie wirklich ehrlich einzulösen. 1989 verspricht Theobald Müller vollmundig, das Problem des Recycling von Joghurt-, Buttermilch-, Kefir- und Milchreisbechern seiner Firma anzugehen. Ein halbes Jahr sollen die Bürger von Aichach die Wiederverwertung der Kunststoffbecher praktisch praktizieren können. In sechs Supermärkten der Stadt werden Rücksammelstellen eingerichtet. Der Bonner Umweltstaatssekretär Wolfgang Gröbl (CSU) wird per Hubschrauber nach Aichach eingeflogen, damit er sich öffentlich „über das bisher einmalige Joghurtbecher-Recycling, auch im Namen der Bundesregierung", freut.

Die ökologische Wundertüte enthält jedoch nichts als heiße Müller-Luft. Klaus Wittmann berichtet: „Es ist dann recht schnell still geworden um die publicity-trächtige Recycling-Aktion. Einmal war noch von einer erfolgreichen Aktion die Rede, von einem Becherrücklauf von 40%. Die Junge Union im Landkreis Augsburg initiierte in Schwabmünchen eine ähnliche Aktion. Doch schon kurze Zeit später war von dem großangekündigten Becherrecycling nichts mehr zu hören. Bis im Sommer 1991 der Abgeordnete Raimund Kamm die Molkerei der ‚Recycling-Lüge' bezichtigte. Die läppischen zwei Millionen angeblich zurückgenommener und ‚recycelter' Becher würden gerade 0,27% der jährlichen Müller-Becher-Produktion ausmachen."

Natürlich landet inzwischen auch im neuen „dualen System" das Gros der Abermillionen Kunststoffbecher in den ganz normalen Verbrennungsanlagen. Im übrigen verbietet das Landgericht Köln Theobald Müller, mit der Aussage, „unsere Becher sind aus recyclebarem Polystyrol (PS)" Werbefeldzüge zu bestreiten. Klaus Wittmann dazu: „Das Gericht kam in dem von Müller angefochtenen Urteil zu dem Schluß, daß die mit

188

dieser Werbung geweckten Verbrauchererwartungen allein schon deshalb nicht erfüllt würden, weil es nur ganz vereinzelt Sammelstellen gebe."

Übergehen wir, wie sich Theobald Müller aus der Zwangspfandverordnung des Bundesumweltministeriums zu entziehen suchte (indem er die Müller-Mixgetränke „Multivitamindrink" und „Blutorangendrink" durch Beifügung von Süßmolke zu „Lebensmittel eigener Art", nicht pfandpflichtig, deklarierte) und damit sogar mit den Parteifeunden Klaus Töpfer, Edmund Stoiber und Peter Gauweiler in eine scharfe Auseinandersetzung geriet.

Müller war auch, wie Klaus Wittmann dokumentiert, an dem Buttermilchskandal beteiligt, der 1985 die Bundesrepublik erschütterte. Er beleuchtet, was wir Verbraucher des weißen Stoffes gelegentlich von der Milchindustrie offeriert bekommen – und wie freundlich die Justiz immer noch mit Lebensmittelverfälschungen verfährt. Denn die Augsburger Staatsanwaltschaft stellte, um das Ergebnis gleich vorwegzunehmen, das Verfahren gegen Müller mit einer Geldbuße in Höhe von 40 000 DM ein. Die Methode der Überprüfung sei strittig, meinte Oberstaatsanwalt Winter, und das Quantum der Panscherei schwer nachweisbar. Was war geschehen? Hören wir noch einmal dazu Klaus Wittmann: „Im August 1985 war die bayerische SPD auf einen ihrer Meinung nach großangelegten Verbraucherbetrug gestoßen. Untersuchungen der staatlichen Versuchs- und Forschungsanstalt für Milchwirtschaft in Weihenstephan hatten haarsträubende Ergebnisse bei sogenannter reiner Buttermilch festgestellt. In der ‚reinen Buttermilch' darf laut Milcherzeugungsverordnung kein Wasser und keine Magermilch enthalten sein. Trotzdem wurden bei 25 von 120 überprüften Ergebnissen zu hohe Magermilchzusätze gefunden. Der SPD-Verbraucherexperte, der Landtagsabgeordnete Peter Kurz, hatte in diesem Zusammenhang vor allem die Molkerei Müller in Aretsried angeprangert. Bei ihr wurde laut Kurz eine Streckung der reinen Buttermilch mit Magermilch um bis zu 89% festgestellt. Kurz hatte damals errechnet, daß die Molkerei Müller auf diese Weise – schon bei einer Beimischung von 35% Magermilch in die reine Buttermilch – einen zusätzlichen Gewinn von jährlich 1,5 Millionen Mark erwirtschaften könne."

Noch einmal, es lohnt sich, Klaus Wittmanns Milchwirtschaftskrimi „Alles in Butter – oder was? Eine Geschichte um Milch und Macht" zu lesen. Allein das Kapitel, wie der Milch-Millionär seinen Kritiker, den Bayerischen Grünen-Landtagsabgeordneten Raimund Kamm, mit einem innerbetrieblichen Steckbrief anprangert und mit einer Schadenersatzforderung von drei Millionen Mark für angeblich entgangenen Gewinn wirtschaftlich zu vernichten sucht, weil dpa exakt eine Stunde lang – bis zu Kamms sofortiger Richtigstellung – die Meldung verbreitete, Müllers Kunststoffbecher mit ihrem Grundstoff Styrol sei krebserzeugend – allein dieser Krimi ist lesenswert. Er demonstriert exemplarisch, daß mit Nahrungsmittelindustriellen ebensowenig wie mit Rüstungsindustriellen zu spaßen ist. Denn in dieser Branche geht es um Milliarden Profite.

Bleibt Müllers letzter Coup. Und was könnte es anders sein, als der Zugriff auf das DDR-Erbe. Die westdeutschen Milchunternehmer sind natürlich bei der Verteilung dieser rahmreichen Beute nicht untätig geblieben. Im September 1991 pachtet Theobald Müller die vor dem Konkurs stehende große Molkerei in Chemnitz für fünf Jahre, sackt „für seine rund 180 Millionen Mark teure Molkerei samt Becherwerk einen Zuschuß von ca. 80 Millionen Mark" (Wittmann) ein – und entläßt von 180 Beschäftigten 120 Frauen und Männer! Zuvor hatte Müller in Brandenburg hochgepokert, aber die Milchbauern von Neuruppin mit Dumpingpreisen von 48 Pfennig verprellt (die Berliner Molkerei-Zentrale überbot dann erfolgreich mit einem Milchpreis von 55–56 Pfennig). Am Ziel war Müller freilich, als am 23. Juli 1993 die Sachsenmilch

AG in Dresden Konkurs anmeldete. Der Fall ist besonders pikant, denn hier ist die Stuttgarter Südmilch AG beteiligt, die zuvor die Sachsenmilch übernommen hatte.

Warum? Dazu der sächsische Landwirtschaftsminister Rolf Jähnichen: „Wir wollten für die Sachsenmilch einen starken Partner, der außer einem guten Produkt auch Erfahrungen im Management hat, der über einen Markt und entsprechenden Absatz verfügt. Die Südmilch schien uns das zu garantieren." Die Stuttgarter hätten jedoch die Bilanzen und den wahren Zustand des Unternehmens verschleiert.

Müller eilte nach Dresden, kam, sah und siegte! Mit Datum vom 1. Januar 1994 wurde der agile Theobald Investor und Besitzer des sich in Gesamtvollstreckung befindlichen Dresdner Unternehmens. Den Mitbewerber, die schwedischdeutsche Arla/Westmilch konnte er aus dem Feld schlagen. Mit der Entscheidung für Müller ist die sächsische Molkereilandschaft ein für alle Mal monopolistisch strukturiert. Den kleinen Molkereien Sachsens steht nun in Leppersdorf der Milchkonzern Müllers mit einer Jahreskapazität von 700 000 bis 800 000 Tonnen Milch jährlich gegenüber. Geben wir das letzte Wort in Sachen Müller und Raubzüge der (west)deutschen Milchwirtschaft der agrarpolitischen Sprecherin der Fraktion

Bündnis 90/Grüne im Landtag Sachsens, Kornelia Müller. Sie stellt fest, daß die Bauern „in diesem Fall auf Gedeih und Verderb der skrupellosen Unternehmenspolitik einer Firma ausgeliefert" sind. Kornelia Müller fürchtet, Sachsen werde hiermit „ein Niedrigpreisland für Milch" bleiben. Mit einem Marktanteil von 70% ist Theobald Müller der Milch-Monopolist im Freistaat Sachsen.

„Der verantwortliche Arzt
kann auf wirtschaftliche Gesichts-
punkte keine Rücksicht nehmen.
Er ist der wissenschaftlichen
Wahrheit verpflichtet."
Max Otto Bruker

Und Minz und Maunz die Katzen, die heben ihre Tatzen...
Die Milch-Experimente von Pottenger, Simonson und anderen

Wir sind gegen Tierversuche. Wenn Medizinstudenten zum Beispiel mittels Experimenten an lebenden Fröschen ausgebildet werden sollen, halten wir das für wissenschaftlichen Humbug und menschlich für einen Rückfall in die Barbarei. Mit Bewunderung verfolgten wir, wie eine Studentin 1992 vor einem bundesdeutschen Verwaltungsgericht einen Prozeß gegen den Zwang von Tierexperimenten im Medizinstudium anstrengte – und gewann. Das müssen wir vorausschicken, wenn wir im folgenden über die Katzenversuche der Amerikaner Pottenger und Simonson berichten.

Die beiden Forscher unternahmen zwanzig Jahre lang Tierfütterungsversuche an Katzen, die von höchster Beweiskraft sind. Bei einer Versuchsgruppe, bei der die Katzen Fleisch und Milch, teils roh, teils gekocht, erhielten, stellten die Wissenschaftler zunächst fest, daß bei roher Nahrung die Katzen gesund blieben und sich fortpflanzten. Bei gekochter Nahrung kam es zu Stö-

194

rungen der Fortpflanzung. Es kam zu Fehlgeburten und zu Veränderungen des Wesens. Weibchen wurden bissig, Männchen zeigten sich zunehmend sexuell desinteressiert. Von der dritten Generation an überstand keine Katze mehr den sechsten Lebensmonat.

Nun schritten die Forscher zu einer weiteren Versuchsreihe. Sie setzten den Tieren rohe Milch, pasteurisierte Milch, gesüßte Kondensmilch oder Trockenmilch vor. Die Milch reicherten sie durch Bestrahlung mit Vitamin D an. Was passierte? Die Katzen, die mit natürlicher Milch und mit rohem Fleisch gefüttert worden waren, entwickelten sich gut und starben einen natürlichen Alterstod. Die Weibchen aber, die mit pasteurisierter Milch als Hauptkost gefüttert wurden, wiesen verminderte Gebärfähigkeit und Knochenveränderungen auf. Ihre Jungen entwickelten sich anormal. Noch stärkere Schäden wiesen die Männchen auf. Die Kater lebten nicht länger als zwei Monate. Sie litten unter Knochenveränderungen und stärkster Rachitis.

Pottenger und Simonson differenzierten ihre Versuchskette weiter. Sie fütterten eine Gruppe eineinhalbjähriger Katzen ausschließlich mit Milch. Die Milch stammte von Kühen, die als Zufutter Hefe bekamen, die ultraviolett bestrahlt worden war. Diese Milch war also mit Vitamin D angereichert. Doch auch diese Katzen wiesen bald starke Rachitis auf, wenn die Kühe Trockenfutter, nicht aber, wenn sie Grünfutter bekommen hatten.

Bei Fütterung mit rohem Fleisch bzw. roher Milch kam es zu normaler Skelettbildung, bei gekochtem Fleisch zu Veränderungen am Gebiß. In der zweiten Generation kam es zu Schädelmißbildungen und zu deformierten Gebissen. In der dritten Generation waren die Veränderungen noch stärker. Bei Übergang zur Vollnahrung wurden die Veränderungen erst in der vierten Generation zurückgebildet.

Pottenger und Simonson fielen aber auch noch makabre Merkwürdigkeiten in der Umgebung der Katzen auf. Die Katzen wurden von ihnen in getrennten Gehegen gehalten. In den Gehegen, in denen die Katzen Rohfleisch und Rohmilch erhielten, wuchs bald üppiges Unkraut. Bei den Katzen mit der Kochkost blieb der Boden brach. Bohnen, die die Forscher setzten, ergaben bei Rohnahrung der Katzen hochkletternde Pflanzen, weniger hohe bei pasteurisierter Milch, noch schlechtere bei Trockenmilch. Als völlig steril erwies sich der Boden, wenn die Katzen von Kondensmilch lebten. Die Konsequenzen dieses Vorgangs sind alarmierend – die Natur selbst reagiert bei Fehlernährung der Kreatur und „gestörten" Aus-

scheidung mit einem Kreislaufkollaps von Tier –
Boden – Pflanze.

Auf den Menschen übertragen, würden solche
Versuche Jahrzehnte und Jahrhunderte dauern.
Tatsächlich nimmt die Fülle der Zivilisationskrankheiten infolge der Industriekost seit der Jahr-
hundertwende, vor allem aber seit dem „deutschen
Wirtschaftswunder" der 50er Jahre und den Jahren
der „Fettlebe" danach ununterbrochen und mit
lawinenhafter Wucht zu. Das Paradox spüren wir
am eigenen Körper: Obwohl die Bundesrepublik
Deutschland zu den Ländern mit dem höchsten
medizinischen Standard der Welt zählt, werden
wir alle – Gruppen der Vollwertesser und Vegetarier ausgenommen – immer kränker.

Übrigens stoßen wir mit dieser letzten Behauptung des besseren Gesundheitsstatus der Vegetarier und Vollwertesser gelegentlich auf Zweifel
oder wütenden Widerspruch. Manche Zuhörer
oder Leser fragen dann: „Können Sie das denn
beweisen?" Tatsächlich kann man das. Außer meinen eigenen (Dr. Bruker) jahrzehntelangen Erfahrungen in Klinik und Praxis, niedergelegt in meinem Standardwerk „Unsere Nahrung – unser
Schicksal", liegen inzwischen nämlich zwei repräsentative Studien zum Zusammenhang von Fehlernährung und Zivilisationskrankheiten vor. 1989
befand die „Berliner Vegetarierstudie" des Bun-

desgesundheitsamtes, die konsequent vegetarisch lebenden Menschen hätten wegen ihrer Ernährungsweise einen deutlich besseren Gesundheitsstatus als die Durchschnittsbevölkerung. 1991 stützte die groß angelegte Ernährungsstudie der Abteilung Epidemiologie (Medizinstatistik) des Deutschen Krebsforschungszentrums diese Beobachtung. Die Forscher kamen zu dem Schluß: „In den elf Beobachtungsjahren verstarben von den 1904 Teilnehmern 235, was im statistischen Vergleich etwa der Hälfte jener Todesfälle entspricht, die in einer nach Größe und Altersverteilung entsprechenden Gruppe von Normalessern zu erwarten sind. Vermindert hatte sich bei den Vegetariern vor allem die Zahl der durch Herz-Kreislauf-Erkrankungen verursachten Todesfälle, beispielsweise wegen eines Herzinfarkts oder Schlaganfalls: Sie lag um etwa 50% niedriger als im statistischen Schnitt für die Gesamtbevölkerung."

Die Heidelberger Studie, welche die bislang größte Langzeiterhebung auf deutschem Boden darstellt, nennt weitere verblüffende Fakten: „In ähnlicher Größenordnung geringer war bei vegetarisch lebenden Männern das Vorkommen bösartiger Tumoren. Überhaupt leiden Vegetarier seltener an chronisch fortschreitenden Krankheiten, was vor allem für Angina pectoris, Bluthochdruck oder Durchblutungsstörungen gilt." Vegetarier haben, so belegt die Heidelberger Studie, eine höhere Lebenserwartung und sind überdurchschnittlich gesund. Sie sind seltener Raucher, sie treiben häufiger Sport, sie haben seltener Übergewicht, sie sind meist besonders gut ausgebildet und sind in anspruchsvollen akademischen, technischen und sozialen Berufen tätig. Sie besitzen ein allgemein höheres Gesundheitsbewußtsein und ein genaueres Wissen über die fabrikatorisch denaturierte Kost. Wir vermuten, daß sie auch weniger zu dem toten Trunk „H-Milch" greifen.

Doch noch einmal zurück zu unserem Thema. Was die verschiedenen Tierversuche und ihre wissenschaftliche Beweiskraft angeht, so geben sie hervorragende Gelegenheit, den „Ernährungswissenschaftler" Renner bei der Arbeit und Argumentation zu beobachten. Davon abgesehen, daß es problematisch ist, wenn sich Chemiker wie Renner oder Psychologen wie Pudel als „Ernährungswissenschaftler" ausgeben. Ernährungswissenschaft muß sich letztendlich im Feld ärztlicher Praxis, im Umgang mit Tausenden, ja Zehntausenden von Patienten verifizieren (als richtig beweisen), falsifizieren (als falsch herausstellen) und erhärten. Sowohl in der wissenschaftlichen Theorie als auch – und unverzichtbar – als ärztlicher Berater und Klinikchef am Krankenbett von über hunderttausend Patienten habe ich, Dr. Max Otto

Bruker, die Richtigkeit der Vollwertkost, den Schaden der Zivilisationskost im allgemeinen (Auszugsmehle, Fabrikzucker, fabrikatorisch denaturierte Nahrungsmittel) und der mausetoten H-Milch im besonderen **bewiesen.**

Was hat es mit den Tierversuchen und Renners „wissenschaftlicher" Erwiderung auf sich? Lassen wir zu diesem Zweck Prof. Renner erst einmal ausführlich zu Wort kommen. Im „Neuform Kurier" Nr. 2/82 konstatiert der Leiter des Milchwissenschaftlichen Instituts der Universität Gießen mit Blick auf kritische Milch-Artikel von Dr. Max Otto Bruker und anderen Kritikern: „Es ist leider anzunehmen, daß der Verbraucher auch in Zukunft immer wieder mit solchen Artikeln konfrontiert wird, in denen er vor dem Genuß der pasteurisierten Milch und der H-Milch gewarnt wird, weil sie ‚auf lange Sicht zu schweren gesundheitlichen Schäden' führen würden." Da hat Renner ausnahmsweise Recht – wir von der Gesellschaft für Gesundheitsberatung (GGB) in Lahnstein werden bis zum Ende aller Tage besonders vor der toten Brühe H-Milch warnen. Renner fährt polemisch fort: „Der Verbraucher sollte sich durch solche Publikationen nicht verunsichern lassen, da sie jeder sachlichen Grundlage entbehren. Der hohe ernährungsphysiologische Wert der Milch bleibt wissenschaftlich unbestritten. Eine vollwertige Ernährung ist ohne Milch und Milchprodukte sicher nicht möglich, die Milch kann dabei sowohl als Rohmilch als auch in Form der pasteurisierten Milch und H-Milch verzehrt werden."

Warum sich Renner in diesem Zusammenhang als Experte vollwertiger Ernährung darstellen kann, ist uns schleierhaft. Denn wie an anderer Stelle in diesem Buch dargestellt, empfiehlt der Gießener Professor, die H-Milch den Schülern als Milchmischgetränke anzubieten, also unter Beisetzung von Fabrikzucker. Jeder Zahnmedizinstudent des ersten Semesters weiß aber, daß der Vitaminräuber Fabrikzucker Zahnkaries und Parodontose erzeugt, von anderen schwereren Schädigungen ganz zu schweigen...

Vereinzelt wird behauptet, so Renner, „die pasteurisierte Milch sei gesundheitsschädlich, wobei als ‚Beweis‘ auf entsprechende Ergebnisse hingewiesen wird, die in Tierversuchen gefunden werden." Einspruch, Euer Ehren. Bei den Tierversuchen handelt es sich nicht um vereinzelte Hinweise. Es handelt sich vielmehr um die bereits dargestellten weltbekannten Katzen-Versuche des Amerikaners Francis Pottenger aus den 40er Jahren, die Rattenversuche Professor Wagners in Gießen 1953 sowie die Rattenversuche der Wissenschaftler B. Blanc, A. Lembke und R. Sieber, die erstmals 1983 veröffentlicht wurden. Das sind – von Kollaths Rattenversuchen einmal abgesehen – immerhin **drei** Forschungsergebnisse aus einem Zeitraum von **vierzig** Jahren, und alle drei sind voneinander **unabhängig.**

Renner fährt mit Blick auf diese experimentellen Beweisführungen fort: „Die Argumentation ist dabei in der Regel so unsolide, daß sich dem Ernährungswissenschaftler die Feder sträubt, wenn er dazu Stellung nehmen soll. Da aber möglicherweise gerade der ernährungsbewußte Verbraucher durch solche Behauptungen in einem hohen Maße verunsichert wird, sollen doch einige Punkte sachlich richtiggestellt werden."

Renner: „Die Gesundheitsschädlichkeit der pasteurisierten Milch soll sich beispielsweise in Versuchen mit neugeborenen Kälbern gezeigt haben, die vom ersten Tag an mit pasteurisierter Milch genährt wurden und die dadurch gesundheitlich stark geschädigt wurden. Ein solches Ergebnis war aber zu erwarten, denn wir wissen heute, daß das Kalb möglichst bald nach der Geburt die sogenannte Biestmilch oder Kolostralmilch des Muttertieres (und nicht einfach eine Rohmilch) aufnehmen muß, weil es darin die Immunproteine erhält, die es vor krankmachenden Umwelteinflüssen schützen. In pasteurisierter Milch sind diese Immunproteine inaktiviert und können dem

Kalb nicht mehr diese Schutzwirkung geben." Schon diese Darstellung Renners stimmt nur zur Hälfte. Tatsächlich ist die Kolostralmilch für das Kälbchen als ideale Komposition **aller** Lebensstoffe, nicht nur der Immunproteine, unerläßlich. Weiter hat die Forschung längst herausgefunden, daß das Trinken von erhitzter Milch die Abwehrkraft des menschlichen Körpers herabsetzt und damit selbstverständlich auch das Immunsystem eines Kälbchens **aktiv** schädigt – es leidet also nicht, wie von Renner behauptet, nur passiv unter dem Entzug der immunstärkenden Kolostralmilch.

Hier möchten wir am Rande auf die aktuellen Forschungen Dr. Kailash Gauri verweisen, der vielen sogenannten Neurodermitis-Kranken in der Bundesrepublik ein Begriff ist. Ausgehend von der indischen Kuhmilch-Molke namens Lassi, einem von den Indern geschätzten Heilmittel der Volksmedizin (wir können uns dazu nicht äußern), fand der Professor für Pharmakologie an der Universitätsklinik Hamburg-Eppendorf heraus: „Durch die Sterilisationsverfahren in den europäischen Ländern gehen der Milch leider wichtige Pilz- und Bakterienstämme verloren, so daß jene Enzyme fehlen, die bei unserem Lassi die stärkenden Wirkstoffe erzeugen." Man mag zu Prof. Gauris Neurodermitistherapie stehen wie man will. Ich,

M. O. Bruker, setze seit Jahrzehnten auf Ernährungsumstellung auf Vollwertkost und konsequenten Verzicht auf tierisches Eiweiß, Fleisch, Wurst, Fisch, Milch, Käse, Quark, Eier. Aber daß durch die Technik der Milchhaltbarmachung mittels Erhitzung die wichtigen L-Peptide, wie Prof. Gauri sagt, sowie eine Fülle anderer wichtiger Substanzen eliminiert werden, stimmt unzweifelhaft. Prof. Gauris Argumentation überzeugt. Eine Kuh, beobachtet er, produziert ununterbrochen Antikörper, um gefährliche Mikroorganismen in ihrem Organismus zu vernichten. Diese wichtigen Antikörper werden durch die Hitzebehandlung der Milch ausgeschaltet. Es fehlt damit u. a. das Peptid F. Es wirkt als Schutzfaktor in allen Eiweißen. Das Peptid F dient einerseits nach Gauri der Stärkung des Immunsystems, andererseits zur Desensibilisierung gegen Allergien. Erhitzte, ja hocherhitzte Milch – siehe unser Kapitel über H-Milch – ist also immer schädlich. Auf die generelle Problematik, den Menschen mit Kuhmilch, also artfremdem tierischen Eiweiß zu ernähren, kamen wir in diesem Buch bereits zu sprechen. Wenn Renner im übrigen einräumt, daß in pasteurisierter Milch die „Immunproteine inaktiviert" sind, dann bestätigt er ja gerade den Vorwurf unseres Buches – den Murks mit der Milch durch industrielle Verarbeitung, vor allem Ultrahocherhitzung!

Unter dem **fett**gedruckten Zwischentitel „Tierversuche nicht übertragbar" behauptet Edmund Renner weiter: „Wir wissen aber auch, daß diese Ergebnisse aus Kälberversuchen überhaupt nicht auf den Menschen übertragen werden können. Beim Menschen ist die immunbiologische Situation völlig anders: Hier werden diese Immunproteine bereits vor der Geburt im mütterlichen Organismus übertragen, so daß der Säugling zum Zeitpunkt der Geburt bereits diese natürliche Abwehrbereitschaft aufweist und nicht mehr auf die Zufuhr dieser Immunproteine angewiesen ist." Zwar ist es richtig, daß das Kind bereits pränatal und diaplazentar (mittels der Placenta) mit den Abwehrstoffen, den Immunglobulinen, für die ersten postnatalen Lebenswochen ausgestattet wird. Aber auch in der Muttermilch sind abwehrverstärkende Stoffe enthalten, die in der pasteurisierten Milch nicht mehr enthalten sind. Warum, lieber Renner, kommt eigentlich keine Mutter auf der ganzen Welt je auf den Gedanken, ihre eigene Muttermilch abzukochen, bevor sie sie dem Kind gibt?

Doch es kommt noch unsachlicher. Renner weiter: „In diesem Zusammenhang wird auch immer wieder auf die uralten Katzenversuche hingewiesen, in denen die Tiere ebenfalls nur pasteurisierte Milch bekamen und von Generation zu Generation immer krankheitsanfälliger wurden." Zunächst einmal, was soll die abschätzige Rede von „uralten" Katzenversuchen? Ist der Nachweis der Schwerkraft durch Archimedes entkräftet, weil der scharfsinnige Grieche ihn vor über 2000 Jahren führte? Wieder mogelt sich Renner an den eigentlichen Fakten, um die es geht, vorbei. Er schreibt: „Auch hier ist aus wissenschaftlicher Sicht die Sachlage klar. Katzen benötigen aufgrund ihrer immunbiologischen Situation ebenfalls diese Immunproteine aus der Muttermilch, wenn auch in einem geringeren Ausmaß als das bei den Kälbern der Fall ist, so daß auch diese Versuchsergebnisse beim Menschen absolut keine Gültigkeit haben."

Jetzt redet Renner total am Sachverhalt vorbei. Wie wir sahen, ging es bei den Pottengerschen Katzenversuchen ja nicht nur um junge Kätzchen, sondern um mehrere Katzen**generationen**, und außerdem ging es nicht nur um Immunschwächen, sondern um das gewaltige Feld der Degenerationen durch künstliche Milch insgesamt. Pottenger verfütterte doch im **Vergleichs**verfahren rohe, pasteurisierte und Kondensmilch. Bekanntlich blieben die Rohmilchkatzen gesund, die Pasteur-Milchkatzen zeigten in der Generationenfolge Skelett-, Fruchtbarkeits- und andere Mangelkrankheiten, die Kondensmilchkatzen wiederum zeigten die gleichen bösen Defizite am raschesten.

Warum sollte diese **Vergleichsstudie** nicht auf Menschen übertragbar sein? Prof. Wagner aus Renners Universitätsstadt Gießen kam 1953 bei seinen Rattenversuchen zu just den gleichen Ergebnissen: Die mit pasteurisierter Milch gefütterten Ratten wuchsen um 30% weniger als die mit Rohmilch gefütterten Artkollegen! Die Ergebnisse der mit voll sterilisierter Milch gefütterten Ratten waren so schauerlich, daß – aufgepaßt Herr Renner! – Prof. Wagner empfahl, die Sterilmilch „nicht zur Aufzucht von Säuglingen und Kleinkindern zu verwenden" ...

Selbstverständlich sind Forschungsergebnisse, die an Tierfütterungen gewonnen sind, auf den Menschen übertragbar. Die gesamten Kenntnisse in der Physiologie über den intermediären Stoffwechsel sind an Tierversuchen gewonnen. Die Nachprüfung am Menschen ergab, daß alle Vorgänge im Eiweiß-, Fett- und Kohlenhydratstoffwechsel bis in die letzten Einzelheiten dieselben sind. Wenn jedoch der Tierversuch etwas ergibt, das der Nahrungsmittelindustrie nicht in den Kram paßt, dann sind plötzlich die am Tier gewonnenen Forschungsergebnisse unsachliche Behauptungen. Die Kolostralmilch wird als Beweis dafür erwähnt, daß aus den nachgewiesenen Schäden bei Kälberaufzucht mit pasteurisierter Milch nicht auf deren Minderwertigkeit geschlossen werden dürfe. Auch diese Darstellung ist eine Irreführung; denn genau wie beim Menschen bezeichnet man die Milch in den ersten Tagen als Kolostralmilch. Sie ist anders zusammengesetzt als die spätere Dauermilch. Die Schäden sind eindeutig deshalb aufgetreten, weil die Kälber über längere Zeit mit pasteurisierter Milch gefüttert wurden und nicht deshalb, weil die Kolostralmilch weggefallen ist, die ja nur als Anfangsmilch kurzfristig in Frage kommt. Die Erwähnung der Immunisierungsvorgänge durch Kolostralmilch ist also kein Beweis für die Unschädlichkeit pasteurisierter Milch auch beim Kalb.

Die berühmten Katzenversuche Pottengers sind nicht deshalb wertlos, weil sie 50 Jahre alt sind. Auch die Tatsache, daß Kohlensäure ein Endprodukt des Kohlenhydrat- und Fettstoffwechsels ist, ist ebenso uralt wie der Sonnenaufgang im Osten; es sind aber trotzdem noch gültige Fakten. Daß die Pottenger'schen Katzenversuche „uralt" sind, ist also kein Beweis für die mangelnde Beweiskraft der Schädlichkeit erhitzter Milch, sondern im Gegenteil ein Hinweis, daß der gesundheitliche Nachteil pasteurisierter Milch schon sehr lange bekannt und nachgewiesen ist. Diese Fakten sind nicht dadurch aus der Welt zu schaffen, daß ihre Gültigkeit von Interessengruppen ständig mit an den Haaren herbeigezogenen Beweisen bestritten wird. Im übrigen sind diese Versuche ja leicht und beliebig oft wiederholbar.

Pottenger war einer der ersten, der mit seinen Versuchen den unzweideutigen Nachweis erbracht hat, daß durch den Kochprozeß eine Veränderung der Nahrung vor sich geht, die nachteilige Wirkungen auf das Gedeihen der Tiere hat. In langjährigen Versuchen an Katzen über acht Generationen konnte er die degenerative Wirkung einer Kost nachweisen, in der das Fleisch durch Erhitzung zubereitet wurde. Dasselbe galt für erhitzte Milch. Die auftretenden degenerativen Veränderungen verstärkten sich von Generation zu Generation; in der dritten Generation traten sie besonders kraß auf. Um von Katzen aus der zweiten defekten Generation wieder normale Nachkommen zu erzielen, ist vier Generationen lang wieder rohe Nahrung notwendig. Wenn ein weibliches Tier 12–18 Monate lang die gekochte Diät erhalten hat, kann es nie wieder normal entwickelte Junge gebären. Noch nach 4 Jahren haben seine Jungen Gesichts- und Kiefermißbildungen.

Mit Immunisierungsvorgängen haben diese Veränderungen überhaupt nichts zu tun. Ihre Erwähnung in diesem Zusammenhang ist also eine unzulässige Ablenkung vom Problem.

Neunundneunzig Prozent unserer Milch ist heute „wärmebehandelt", das heißt in Wirklichkeit hitzebehandelt. Die Großmolkereien und Supermärkte sind glücklich über die Haltbarkeit und Transportfähigkeit vor allem der H-Milch. Von der Gesundheit der Konsumenten, vor allem der Kinder, ist keine Rede. Das denaturierte Eiweiß ist ein schweres Handikap für den Körper. Es ist minderwertig und schwer zu „verstoffwechseln", wie es heute so modisch heißt und führt zu Stoffwechselstörungen. Die Tierversuche, vor allem aber das Elend kuhmilchernährter lymphatischer und neurodermitiskranker Kinder belegen das alarmierend. Hat einer der sogenannten Milchwissenschaftler und Milchexperten („Milch macht stark") jemals eines dieser Kinder behandelt? Natürlich nicht. Sonst würden sie anders sprechen. Wir können ihnen in Lahnstein erschütternde Krankenakten zeigen.

Prof. Renner dilettiert frisch, fromm, fröhlich und frei weiter auf dem Gebiet der Medizin und Nahrungsmittelempfehlungen. Dafür erhielt der wackere Renner 1993 den internationalen Wissenschaftspreis „Marshall Rhone-Poulenc International Dairy Science". Wie hoch der Preis dotiert ist? Das wissen wir nicht. Von wem er ist? Das wissen wir. Von der Amerikanischen Gesellschaft für Milchwissenschaft. Wer hinter der Gesellschaft steckt? Mit Sicherheit die US-Milchwirtschaft. Womit sich der verdiente Milchwissenschaftler

Renner revanchierte bei der Preisverleihung an der University of Maryland in College Park? Mit einem Festvortrag zum Thema „Calcium, Knochenstoffwechsel und Prävention der Osteoporose". Was der Nichtmediziner Renner zur Vorbeugung gegen die Osteoporose empfahl? Milch natürlich. Täglich und aus der Industrietüte, pasteurisiert oder homogenisiert. Die Herren vom mächtigen US-Milchbusiness dürften zufrieden gewesen sein. Für so gediegene Leistung verleihen sie in den USA wie hierzulande, um mit dem Kabarettisten Dieter Hildebrandt zu sprechen, gerne eine Art „Bundesnebenverdienstkreuz".

„Man muß das Wahre immer wiederholen,
weil auch der Irrtum um uns her
immer wieder gepredigt wird;
und zwar nicht nur von einzelnen,
sondern von der Masse.
In Zeitungen und Enzyklopädien,
auf Schulen und Universitäten –
überall ist der Irrtum obenauf!
Und es ist ihm wohl und behaglich –
im Gefühl der Majorität,
die auf seiner Seite ist."

Goethe

Turbokuh & Milchhormon rBST
oder
Dr. Mabuse läßt grüßen

Milch von der Hormon-Turbokuh? Die Zukunft
hat schon begonnen. Schon seit Ende der 80er
Jahre drängen internationale Biotechnikunternehmen auf die Märkte. Das Zaubermittel aus den
Genlaboren des Dr. Mabuse heißt rBST, wörtlich
„rekombinates bovines Somatotropin". Das gentechnisch erzeugte, also künstliche Rinderwachstumshormon ist imstande, die Milchleistung von
Kühen um bis zu zwanzig Prozent zu steigern!

Die Pharmaproduzenten bzw. ihre angestellten
Geningenieure sind bei der Herstellung des Wundermittels „Somatotropin" nicht pingelig, sie gehen vielmehr aufs Ganze! Das Präparat, das den
Kühen laufend eingespritzt wird, wird von Bakterienkolonien (E. coli) produziert, indem die Wissenschaftler einem Bakterium in seine Erbanlagen
jenes Gen einbauen, das beim Rind für die Produktion des Wachstumshormons zuständig ist.
Dieses Rinderwachstumshormon BST (Bovines
Somatotropin) wird normalerweise in sorgsam dosierter Menge natürlich in der Hirnanhangsdrüse
gebildet. Es steuert Knochenwachstum, Gewicht-

zuwachs, Proteinsynthese und die Milchproduktion. Das Colibakterium, das nun das Wachstumshormon aus der Hirnanhangsdrüse transportiert, vermehrt sich durch ständige Teilung in geometrischer Proportion, das heißt, seine Zelle wächst innerhalb von 24 Stunden zu einer Kolonie von über zehn Milliarden Bakterien auf einer Fläche von vier Millimetern. 1979 gelang amerikanischen Gen-Manipulateuren erstmals die Produktion des synthetischen Hormons.

Die amerikanische und, mit einer gewissen Zeitverzögerung, die europäische Milchlobby waren über die Geburt der Turbokuh begeistert. Wie sie kritische Einwände von Konsumenten und Tierärzten wegfegten, das ist ein wahres Lehrstück moralischer Verantwortungslosigkeit. In einer von der Milchindustrie durchgedrückten Stellungnahme des Europäischen Parlaments vom 10. Juni 1987 äußerten die Verantwortlichen lediglich Sorge um die **Akzeptanz** des neuen Dopinghormons. Immerhin erinnerten sich zu diesem Zeitpunkt die europäischen Verbraucher an den Östrogenskandal – erinnern Sie sich noch, lieber Leser? In der Stellungnahme der Straßburger Politiker hieß es: „Es steht außer Frage, daß beim somatotropen Hormon des Rindes zur Zeit die größte Sorge darin besteht, daß die Verbraucher über die Verwendung des BST so beunruhigt sein könnten, daß dies dem Milchabsatz schaden könnte." Weiter: „Es wäre nicht wünschenswert, daß sich eine ähnliche emotionale Haltung entwikkelt wie bei den wachstumsfördernden Hormonen", sprich den Östrogen-Spritzen in den Kuhställen (Entwurf einer Stellungnahme für den Ausschuß für Landwirtschaft, Fischerei und Ernährung zu den Auswirkungen und Risiken der Verwendung des somatotropen Hormons des Rindes, 10. 6. 1987).

Schützenhilfe für diese nahtlose Verknüpfung von Milchindustrie und Pharmakonzernen leisteten die deutschen „DLG-Mitteilungen 9/87, Schwerpunkt Biotechnik". In einem Artikel „Die Wahrheit über Somatotropin – Tatsächliche Wirkungen und Konsequenzen" diffamierte der Autor H. O. Gravert die Sorge kritischer Konsumenten als Modediskussion. Er suggerierte dem Leser die angebliche Harmlosigkeit des künstlichen Stimulationsmittels BST. Ein Vergleich mit den bisher bekannt gewordenen Hormonskandalen sei völlig abwegig. Zwischen der Östrogenspritze für Kälber und der BST-Injektion bestünden „fundamentale Unterschiede", eine „gedankliche Vermengung" sei unzulässig. Eventuell in der Milch verbleibende Hormonrückstände bekümmern H. O. Gravert nicht. Gravert: „Der Durchschnittseffekt einer BST-Anwendung wäre ... wesentlich

214

undramatischer als manchmal befürchtet." Der Autor Gravert war zu diesem Zeitpunkt – welch ein Zufall! – tätig im Institut für Milcherzeugung sowie an der Bundesanstalt für Milchforschung. Negative Auswirkungen auf Fruchtbarkeit, Euter-Gesundheit oder Gesundheit der Kälber seien, so fährt Gravert munter fort, „nach bisherigen Erkenntnissen" nicht zu befürchten...

Zum gleichen Zeitpunkt jubelte das Landwirtschaftsblatt „Top Agrar" (12/87) unter dem Titel „Das neue Wundermittel Somatotropin – 1988 marktreif?" „Fünfzehn Prozent mehr Milch!" und „Bessere Mastresultate". Daß Genmanipulation einer kritischen Öffentlichkeit immer schwerer zu verkaufen ist, ahnte auch das landwirtschaftliche Propagandablatt. Etwas beklommen beendete es denn auch seinen Jubelartikel mit dem Appell: „Der Konsument muß erst überzeugt werden, daß dieses Hormon keine Gefahr bringt." Keine Gefahr? Das durch Genmanipulation synthetisierte Wachstumshormon aus dem Bio-Baukasten rücksichtsloser Wachstumsfetischisten und Moneymaker ist nach Beobachtung amerikanischer wie deutscher Tierärzte eine Tierquälerei und ein Teufelsdreck. Die permanente Hormonbehandlung und die durch sie provozierte tägliche Gewichtszunahme sowie die erhöhte Kraftfutterzufuhr führt zu steigenden Streßerkrankungen der arm-

Protest gegen die Turbokuh

Bereits zwei Wochen nach Freigabe der gentechnisch hergestellten Milchsteigerungsdroge BST durch die US-Arzneimittelbehörde FDA meldet der Hersteller Monsanto gute Verkaufserfolge. Bis zum Jahresende wollen die Monsanto-Manager jede zehnte US-Milchkuh mit der leistungssteigernden Gendroge päppeln. Unterdessen formiert sich unter Verbrauchern und Milchfarmern der Protest gegen die BST-Zulassung. Sie befürchten eine zunehmende Antibiotika-Belastung in der Milch der zu Euterentzündungen neigenden Turbokühe. 80% der milchverarbeitenden Betriebe im US-Staat Kalifornien haben ihre Lieferanten angewiesen, auf den BST-Gebrauch zu verzichten. Um einen Boykott der Milchdroge zu erschweren, will die FDA Betriebe, die Milch von BST-Kühen verkaufen, künftig zu einer Kontrolle jeder einzelnen Kuh ihrer Lieferanten verpflichten.

SPIEGEL, 9/1993

seligen Kreaturen, zu Verdauungsstörungen, Magengeschwüren, Schwellungen der Gelenke, Herzvergrößerungen, erhöhter Körpertemperatur, verringertem Hämoglobingehalt des Blutes, Nierenkrankheiten, Hautkrankheiten, verminderter Fruchtbarkeit sowie einem überproportionalen Auftreten von Mastitis, also Euterentzündungen, und unspezifischen Infektionskrankheiten.

Das angesehene Kölner Katalyse-Institut für angewandte Umweltforschung schreibt in seinem ebenso vorzüglich dokumentierten wie erschütternden Report „Gentechnik im Supermarkt" (Rowohlt Aktuell 13397) wörtlich: „Aber nicht allein Erkrankungen wurden als Folgen der Behandlung mit BST identifiziert. An der Universität Vermont zeigte sich, daß beim Kalben von BST-Rindern und ihren Tochtertieren größere Schwierigkeiten auftreten und mehr tierärztliche Untersuchungen notwendig sind als bei Rindern ohne Hormonbehandlung. Darüber hinaus ergaben die Untersuchungen, daß bei diesen Tieren doppelt so viele Totgeburten auftreten. Zudem belegt inzwischen eine Vielzahl von Berichten, daß die Behandlung mit rBST grundsätzlich die Fruchtbarkeit von Rindern senkt."

Die Natur läßt sich eben nicht ungestraft ins Handwerk pfuschen.

Der Report des Katalyse-Instituts zieht die bemerkenswerte ethische Schlußfolgerung: „Angesichts solcher Quälereien für die Tiere wird deutlich, daß nicht nur wirtschaftliche Argumente in der Forderung nach einem umfassenden Verbot von rBST eine Rolle spielen dürfen, sondern auch die Forderung nach artgerechter Tierhaltung und verantwortlichem Umgang des Menschen mit Nutztieren." Die deutsche Tierärztliche Vereinigung für Tierschutz greift die medizinischen Bedenken auf und warnt in einer Stellungnahme von 1994 davor, ein Präparat für den Markt freizugeben, das kein Arzneimittel ist, sondern ausschließlich als „Leistungssteigerer" dient.

Mehr Milch durch Wachstumshormon – sicherlich. Aber was für eine Milch? Der amerikanische Arzt und Toxikologe Samuel Epstein enthüllt in seinen Forschungen Zusammenhänge, die uns nicht weiter überraschen. Hormone, sagt Epstein, führen zu – meßbarer – Veränderung der Milchzusammensetzung. Wie sollte das denn auch anders sein, wenn man sich zum Beispiel in Erinnerung ruft, daß bereits der Genuß einer einzigen Zigarette durch die Mutter die Substanz der Muttermilch verändert. Epstein registrierte in der Milch von BST-Kühen einen geringeren Kaseingehalt, erhöhte Fettanteile und eine verschlechterte Zusammensetzung der Fettsäuren: Die

Haben wir nicht schon genug vom weißen Saft?

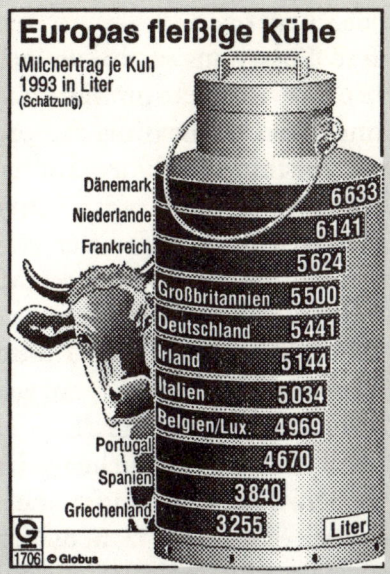

Europas fleißige Kühe

Milchertrag je Kuh
1993 in Liter
(Schätzung)

Dänemark	6 633
Niederlande	6 141
Frankreich	5 624
Großbritannien	5 500
Deutschland	5 441
Irland	5 144
Italien	5 034
Belgien/Lux.	4 969
Portugal	4 670
Spanien	3 840
Griechenland	3 255

Liter

1706 © Globus

Dänen-Kuh vorn

Europas Kühe müssen immer mehr Milch
geben. Am produktivsten sind die Kühe
in Dänemark. Dort gab im vergangenen
Jahr jede Kuh im Durchschnitt 6633 Liter
Milch, 164 Liter mehr als 1992 und 380
Liter mehr als 1991. Trotzdem sank die
Milchanlieferung bei den Molkereien um
2%. 21,2 Millionen Milchkühe gibt's in
der EU.

RHEIN-ZEITUNG Nr. 25 - Montag, 31. Januar 1994

kurzkettigen, leicht verdaulichen Fettsäuren nehmen ab, die langkettigen und schwerverdaulichen Fettsäuren nehmen zu.

Wie andere Forschungen dokumentieren, stimuliert rBST die Produktion tierischer Wachstumshormone. Man nennt diese die „Somatomedine IGF-C". Sie finden sich prompt in der Milch wieder. Das Rinderwachstumshormon IGF-C und das des Menschen sind, so der gegenwärtige Forschungsstand, identisch. Ist diese Milch Neugeborenen und Kleinkindern noch zuzumuten? Wir raten Ihnen jedenfalls, Ihren Kindern keinen Tropfen dieser „Hormonmilch" zu geben. Wohl nicht zu Unrecht befürchten Kinderärzte als Folge der BST-Milch unnatürliche Wachstumsstimulation bei Kindern und eine mögliche krankhafte Vergrößerung der Brustdrüsen (Gynäkomastie). Die Gynäkologen wiederum warnen vor einer Erhöhung der Brustkrebsrate bei Frauen.

Der Gen-Trunk aus dem Kuhlabor birgt noch weitere unschätzbare Risiken. Das erhöhte Infektions- und Krankheitsrisiko dieser auf Biegen und Brechen gedopten Leistungsrinder erhöht die Gefahr der Verseuchung der Milch durch Krankheitskeime. Bekämpfen die Tierärzte die besonders krankheitsanfälligen BST-Kühe aber mit erhöhten Zugaben von Antibiotika, so finden sich diese

prompt wieder als Rückstände in der Trinkmilch...

Um die Einführung des künstlichen Milchhor-
mons BST tobt seit Jahren eine wahre Schlacht
diesseits und jenseits des Großen Teichs. In den
USA weigerten sich 1989 die fünf umsatzstärksten
Supermarktketten, BST-Milch zu verkaufen, weil
sie die Ablehnung der Konsumenten fürchteten.
Doch die US-Unternehmen Monsanto und Eli
Lilly mit ihren gewaltigen Genlaboren – und hochdotierten Patentjuristen – forcierten ungerührt die
Marktzulassung ihres profitablen Wunderhor-
mons. Mit Erfolg, wie wir gleich sehen werden.

Im Bonner Bundestag errangen die BST-Gegner
zunächst einen erfreulichen Sieg. 1990 erließ unser
Parlament ein „Verbot der Produktion und des
Inverkehrbringens von gentechnologisch erzeugten leistungssteigernden Hormonen und Verbin-
dungen". Doch wie wird sich die Europäische
Union entscheiden, deren Macher so forsch auf die
„Harmonisierung des Marktes" und die Beseitigung der „Wettbewerbsnachteile" zu setzen pflegen? Lesen wir dazu die skeptische Auslassung der
stets wohlinformierten „Frankfurter Allgemeinen
Zeitung" vom 9.4.1994: „In der Europäischen
Union bleibt die Verwendung des gentechnisch
hergestellten Hormons zumindest bis Ende 1994
verboten. Das haben die Landwirtschaftsminister

im vergangenen Dezember einstimmig beschlossen. Das Votum kann freilich nicht darüber hinwegtäuschen, daß manche Länder eine künftige Zulassung von gentechnisch hergestelltem BST durchaus begrüßen würden. Ob sich die Bundesrepublik mit ihrer ablehnenden Haltung auf Dauer behaupten wird, scheint fraglich."

Das jüngste, aber wohl noch lange nicht das letzte Drama um das bovine Somatotropin BST spielte sich im Frühjahr 1994 in den USA ab. Die zuständige Behörde, die Food and Drug Administration, verfügte im November 1993, Monsanto dürfe sein unter dem Namen „Posilac" in St. Louis hergestelltes Hormonpräparat BST den Farmen zwecks Steigerung der Milchleistung ihrer Kühe anbieten. Der amerikanische Kongreß in Washington verfügte jedoch ein neunzigtägiges Moratorium. Seit Ablauf des Zeitaufschubs, also seit Februar, vertreibt Monsanto nun, gesetzlich zulässig, sein umstrittenes Rinderhormon.

Die Öffentlichkeit läßt sich das nicht ohne weiteres gefallen. Gegner der Hormonküche im Kuhstall organisierten Proteste, kippten demonstrativ Milch auf die Straße, informierten die Konsumenten und riefen zum Boykott auf. Die meisten milchverarbeitenden Betriebe in Kalifornien beruhigten darauf die Kunden mit dem Hinweis, sie würden auf keinen Fall die Milch von hormonmanipulierten Kühen annehmen. Zwei amerikanische Hersteller von Milchprodukten gingen noch einen Schritt weiter. In einem offensiven ökologischen Werbefeldzug warben sie für ihre Erzeugnisse mit der Erklärung, sie verwendeten keine BST-Milch. Darauf verklagte Monsanto die beiden Firmen auf Unterlassung ihrer Aussage. Tatsächlich gibt es in den USA bislang noch keine amtliche Kennzeichnung für Milch hormonell behandelter oder unbehandelter Kühe. Die amerikanische Nahrungs- und Arzneimittelbehörde FDA hat sich jedoch unverständlicherweise dagegen ausgesprochen, Hinweise auf Produkten anzubringen, die den Verzicht auf Milch hormonbehandelter Kühe beim Namen nennen. Monsanto stützt seine Klage auf die Haltung der FDA. Im übrigen wird dem Unternehmen Monsanto in der amerikanischen Presse offen vorgeworfen, „Farmer mit Gutscheinen für veterinärmedizinische Leistungen zu ködern". (FAZ, 20. 4. 94).

Natürlich sind Tierfreunde und ernährungsbewußte Amerikaner von dem Zurückweichen ihrer obersten Kontrollbehörde FDA enttäuscht. Aber augenscheinlich weicht die FDA sukzessive vor den Foodingenieuren und Biotechnikern des modernen Genfraßes zurück. Ab Sommer 1994 darf, wie der SPIEGEL (16/1994) unter Berufung auf das US-Wissenschaftsblatt „Nature" berichtet,

„wahrscheinlich" die gentechnisch haltbar gemachte Tomate „Flavr Savr" in den Handel gebracht werden. Nach fünfjährigen Freilandversuchen sehe die FDA die Sicherheitsbedenken gegenüber der Gentomate für ausgeräumt an. Noch ist, wie das Hamburger Magazin meldet, geringe Hoffnung: „Doch Amerikas stärkste Anti-Gentechnikfraktion, die ‚Foundation on Economic Trends', kündigte an, gegen die Tomate einen Boykott zu organisieren. Sie befürchtet, die Früchte könnten als Nebenwirkung Allergien auslösen, da die Tomaten aus züchterischen Gründen zusätzlich mit einem Antibiotika-Resistenzmittel ausgestattet sind." Grünes Licht für künstlich rote Tomaten und Milch hormongedopter Kühe. Uns fällt dazu nur noch der Spruch der alten Hopi-Indianer ein:

> *„Erst wenn der letzte Baum gerodet,*
> *der letzte Fisch gefangen,*
> *der letzte Fluß vergiftet ist,*
> *werdet Ihr feststellen,*
> *daß man Geld nicht essen kann."*

Dokumentation Deutscher Verbraucher Schutzverband e. V.
Gesundheitsabträgliche Milchprodukte

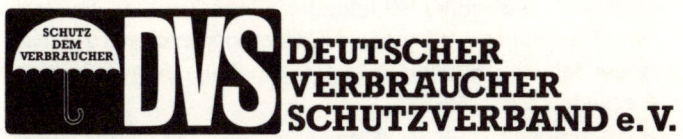

Milch: Ein veredeltes Produkt

Entgegen dem Werbespruch „Milch macht müde Männer munter" ist unsere Milch heute eher ein gesundheitsabträgliches Produkt geworden.

Chemische Veränderungen durch die verschiedenen Haltbarmachungsverfahren, verkaufsorientierten Verschönerungen sowie die enthaltenen Schadstoffe verringern erheblich den biologischen Wert unserer Milch.

Je nach Behandlungsverfahren ist unsere Milch noch mehr oder weniger „wert"!

Deshalb:

Verbraucher informiert Euch vor dem Kauf von Milch, was Ihr da kauft!

Wir Verbraucher werden beim Milchkaufen mit zahlreichen Schlagwörtern bombardiert wie:

homogenisiert – Vollmilch – teilentrahmt – entrahmt – pasteurisiert – UHT- oder H-Milch – sterilisiert.

225

Frage: Was heißt das?

● **Homogenisiert** heißt,
daß die in der Milch vorliegenden Fettkügelchen künstlich feinst zerkleinert werden, um einen vollmundigeren Geschmack – besonders bei fettreduzierter Milch – zu erzielen. Die Milch rahmt nicht mehr auf. Homogenisiert werden alle länger haltbaren Milcharten, aber in zunehmendem Maße auch die pasteurisierte Milch.

Nachteile:
1. Es besteht der Verdacht, daß homogenisierte Milch ein Risikofaktor für das Entstehen von Arteriosklerose und koronaren Herzerkrankungen sein kann.
2. Die fehlende Sahneschicht kann nicht mehr wie früher abgeschöpft und zur Verfeinerung in der Küche (Saucenherstellung) verwendet werden.

Folge:
Wir müssen die Sahne zur kalkulierten Freude der Molkereibetriebe extra kaufen.

● **Vollmilch:**
Diese Milch wird auf einen Fettgehalt von mindestens 3,5% abgerahmt.

● **Teilentrahmt** bedeutet,
daß der Fettgehalt der Milch nur noch zwischen 1,5 bis 1,8% liegen darf.

● **Entrahmt** heißt,
daß die Milch nur noch einen Fettgehalt von maximal 0,3% (Magermilch) aufweisen darf.

Wichtig:
Mit abnehmendem Fettgehalt sinkt auch der Gehalt an Eisen und den fettlöslichen Vitaminen A, D, E und K drastisch ab. Diese Vitamine sind jedoch lebensnotwendig.
Bevor die Milch die Molkerei verläßt, wird sie – mit Ausnahme von Vorzugsmilch – einem Erhitzungsverfahren unterzogen, wodurch eventuell vorhandene krankheitserregende Keime, aber auch die natürlichen Milchsäurebakterien, abgetötet werden sollen. Die dafür notwendigen hohen Temperaturen haben jedoch negativen Einfluß auf den Geschmack und lebensnotwendige Inhaltsstoffe.

● **Pasteurisierte Milch:**
Dies ist Milch, die für ca. 45 Sekunden bei 71 bis 74 °C erhitzt wird.

Einfluß auf:
Eiweiß: 10% des gesamten Molkenproteins werden denaturiert, d. h. die „Normalstruktur" der Molkenproteine wird zerstört.
Vitamine: bis zu 10% der hitzelabilen Vitamine B_1, B_6, B_{12}, C und Folsäure werden zerstört.
Milchflora: auch die natürlichen Milchsäurebakterien werden abgetötet, wodurch die Milch nicht mehr sauer, sondern faul, stinkig und ungenießbar wird.

● **UHT- oder H-Milch:**
Sie wird für 4 bis 6 Sekunden bei 135 bis 150 °C ultrahocherhitzt und unter sterilen Bedingungen abgepackt. Sie ist ungekühlt mindestens 6 Wochen haltbar.

Einfluß auf:

Eiweiß: bis zu 90% der Molkenproteine können denaturiert
  werden.

Vitamine: bis zu 20% Verlust an den hitzelabilen Vitaminen B_1,
  B_6, B_{12}, C und Folsäure.

Milchfett: Verminderung des Gehaltes an essentiellen Fettsäuren.

Milchflora: alle vermehrungsfähigen Keime sind abgetötet,
  eine natürliche Säuerung ist hier ebenfalls nicht mehr möglich.

Achtung:

Der Grund für die TOT-ERHITZUNG der Milch:

Die H-Milch läßt sich bis zu sechs Wochen lagern und kann
dadurch vertriebstechnisch besser gehandhabt werden. Das
ist zwar günstig für den Handel, aber miserabel für den Verbraucher.

● **Sterilisierte Milch:**

Hier wird die Milch 10 bis 30 Minuten bei 110 bis 120 °C erhitzt.
Dadurch ist eine 100%ige Abtötung aller vermehrungsfähigen
Keime gewährleistet. Diese Milch ist ungekühlt in ungeöffneter
Packung ein halbes bis ein Jahr haltbar.

Einfluß auf:

Eiweiß: 100%ige Denaturierung der Molkenproteine.

Vitamine: 100%iger Verlust an Vitamin B_{12}
  20 bis 50%iger Verlust an den Vitaminen B_1, B_6, C und
  Folsäure.

Milchfett: Verminderung des Gehaltes an essentiellen Fettsäuren.

Milchflora: alle vermehrungsfähigen Keime sind abgetötet,
  eine natürliche Säuerung ist hier ebenfalls nicht mehr möglich.

Resultat:
Durch die Sterilisation treten beträchtliche Vitaminverluste und Eiweißschädigungen auf.

● **Kondensmilch (Dosenmilch):**
Hier handelt es sich um eine durch Verdampfen des Wassers eingedickte und durch Sterilisierung keimfrei gemachte Milch. Entsprechend dem Herstellungsverfahren sind bei der Kondensmilch die Inhaltsstoffe noch mehr in Mitleidenschaft gezogen als bei der „nur" sterilisierten Milch.
Auch die Dosenmilch bleibt in unserem heutigen Chemie-Zeitalter nicht von chemischen Zusätzen verschont. In ihr finden wir **Phosphate,** Zitrate oder Carbamate. Diese Zusätze sollen beim Lagern der Dosenmilch ein „Nachdicken" vermeiden.
Füllen Sie Dosenmilch sofort nach dem Öffnen in einen Glas- oder Porzellanbehälter um. An den Lötstellen der Dosen werden Zinn und Blei durch oxidative Prozesse freigesetzt.

● **Milchpulver (Trockenmilch):**
Hier wird Milch durch Wasserentzug bis auf einen Restwassergehalt von ca. 4% getrocknet.
Trockenmilch, die zu den „Notstandsreserven" gehört, muß besonders lange haltbar sein. Deshalb werden unsere Milchpulverberge bis zu dreimal jährlich mit chemischen Entwesungsmitteln begast.

Achtung: Diese Trockenmilch wird auch als Säuglingsnahrung verwendet.

Beurteilung: undiskutabel! Vor allem als Babynahrung abzulehnen.

● **Milchmischgetränke:**

Sie werden aus Milch mit unterschiedlichem Fettgehalt oder Milcherzeugnissen unter Zugabe von Zucker, Aroma-, Farb- und Füllstoffen hergestellt. Durch diese „Veredelung" der Milch mit all diesen Zusätzen kann für diese Milchmischgetränke die schlechteste Milch verwendet und Fruchtzusatz eingespart werden. Durch den Zuckerzusatz ist dadurch ein idealer Nährboden für Mikroorganismen gegeben. Das größte Übel hierbei ist, daß solche Milchmischgetränke als die „gute" Schulmilch an unsere Kinder verkauft werden.

● **Rohmilch:**

Sie ist die einzige naturbelassene Milch, d. h. sie ist nicht abgerahmt, homogenisiert und wärmebehandelt. Ebenso wie in jeder im Handel angebotenen behandelten Milch, finden sich jedoch auch in der Rohmilch unüberschaubare Mengen von Umweltschadstoffen.

Bei der Rohmilch unterscheiden wir:

1. Ab-Hof-Milch

d. h. Rohmilch, die der Erzeuger direkt und „kuhwarm" nur aus amtlich kontrollierten Viehbeständen an den Verbraucher abgeben darf.

2. Vorzugsmilch,

d. h. Rohmilch, die aus besonders überwachten Viehbeständen stammt und deren Abgabe im Geschäft in verkaufsfertigen Packungen erfolgt. Sie muß besonders hohe hygienische Anforderungen erfüllen.

Einfluß auf:

Inhaltsstoffe: keine Veränderungen.

Milchflora: durch das Vorhandensein der Milchsäurebakterien kann die Milch noch natürlich säuern.

Schadstoffe in der Milch:

In der Höchstmengenverordnung zur Milch werden in der Bundesrepublik 260 verschiedene Gifte erfaßt. Bei den staatlichen Milchkontrollen können jedoch nur 60 dieser Stoffe überhaupt geprüft werden, da für die anderen 200 noch keine hinreichenden Analyseverfahren vorliegen. Somit ist auch die gesamte Grenzwertfestsetzung nur eine Augenwischerei, eine *Täuschung* für uns alle.

Das bloße Verbot eines Giftstoffes bleibt solange ohne Wirkung, wie kein praktikables Nachweisverfahren für die betreffenden Substanzen vorhanden ist.

20% der durch die Nahrung aufgenommenen Gesamtrückstände stammen aus der Milch und Milchprodukten. Von Bedeutung sind vor allem folgende in der Milch vorkommenden Schadstoffe:

Pestizide:

Hierzu gehören schwer abbaubare Organochlorverbindungen, wie z. B. DDT und Lindan sowie ihre Derivate.

DDT: Seine Anwendung ist bei uns verboten, doch trotzdem ist es in unserer Milch nachweisbar. **Grund:** Die Kühe werden mit Kraftfutter aus Entwicklungsländern gefüttert, in denen DDT sorglos und großzügig auf die Pflanzen gespritzt wird.

Lindan (HCH): Es gelangt durch HCH-haltiges Futter sowie durch Hautbehandlungen der Milchtiere mit HCH in die Milch.

PCB (polychlorierte Biphenyle:

Sie werden als Weichmacher für Kunststoffe sowie für Anstriche in Ställen und Futtersilos angewendet.

Diese PCB's können im Verlauf der Gärung aus den Siloanstrichen herausgelöst werden, wodurch man erhebliche Rückstände im Futter findet.

Es ist ferner bekannt, daß Kälber mit Mißbildungen zur Welt kamen, da die trächtigen Tiere in Ställen gehalten wurden, deren Farbanstriche PCB's enthielten.

Als „Weichmacher" ist es ferner im Verpackungsmaterial, wie z. B. Schnüren und Sisalhanf für Heuballen, enthalten und kann aus diesem in die Milch übergehen. Bei der Anreicherung größerer Mengen im Körper kann es zu Leber-, Milz- und Nierenschäden kommen.

Antibiotika:

In der Tiermedizin werden Antibiotika zum einen zur besseren Futterverwertung und somit zum besseren Fleischansatz und zum anderen zur Bekämpfung des Wachstums von Mikroorganismen (Bakterien) eingesetzt (Schutz vor Infektionen). Ein zu häufiges Anwenden von Antibiotika führt jedoch dazu, daß die Krankheitserreger widerstandsfähiger werden und deshalb mit immer höheren Gaben von Antibiotika bekämpft werden müssen, was natürlich nicht ohne erschreckende Nebenwirkungen möglich ist. Antibiotika gelangen über das Euter der Kuh in die Milch. Bei häufiger Aufnahme solcher Antibiotika-haltiger Milch kann unser Organismus unempfindlich gegen Antibiotika werden.

Die Milch einer euterkranken Kuh enthält deshalb nicht selten Kaseinflocken, Eiterpartikel und mitunter auch Blut. Die Einhaltung von vorgeschriebenen „Wartezeiten" bei Medikamentengaben an Milchtiere bedeutet für den Tierhalter einen wirtschaftlichen Verlust. Ohne strenge Kontrolle werden daher kaum diese Zeiten beachtet.

Aflatoxine:

Hier handelt es sich um krebserzeugende Stoffwechselprodukte eines bestimmten Schimmelpilzes. Dieses Gift kommt durch importiertes Kraftfutter, das oft zu warm und feucht

232

gelagert wird, in die Milch sowie durch die Verfütterung von Erdnuß- oder Sojaschrot, auf dem sich sehr schnell der Schimmel festsetzt.

Die immer häufiger auftretenden Fruchtbarkeitsstörungen unter Kühen sind zum großen Teil auf den Verzehr Aflatoxin M_1-haltigen Kraftfutters zurückzuführen.

In Anbetracht der Tatsache, daß Milch für unsere Kinder ein lebenswichtiges Grundnahrungsmittel ist, sollten die Landwirte wieder mehr eigenes Futter produzieren.

Nitrat, Nitrit, Nitrosamine:

Sie können sich z. B. durch Silagenfutter in der Milch anreichern.

Das in den Futterpflanzen enthaltene Nitrat wird während der Lagerung durch mikrobielle Tätigkeit in das hochgiftige Nitrit umgesetzt. Dieses wiederum kann sich mit Aminen im Magen-Darm-Trakt zu den krebserregenden Nitrosaminen umsetzen.

Schwermetalle:

Blei, Cadmium, Quecksilber und Arsen kommen überall – also auch in der Milch – vor. Kontaminationsmöglichkeiten für das Milchtier sind: Boden, Futter, Staub, Rauch, Abgase, Müll, Kompost, Klärschlamm und Abwässer. Auch Arzneimittel können in Betracht kommen, so z. B. Bleiacetat.

Reinigungs- und Desinfektionsmittel:

Durch unsachgemäße Behandlung der Einrichtungen zur Milchgewinnung und Milchverarbeitung sowie durch Desinfektionsmaßnahmen am Tier selbst (z. B. Zitzen) können Rückstände, wie z. B. Chlor, chlorabspaltende Produkte, Jod und Ammoniumverbindungen in die Milch gelangen.

Zusatzstoffe in der Milch:

Der meistverwendete Zusatzstoff zur Konservierung von Milcherzeugnissen (ohne Käse) ist die Sorbinsäure. Pro Jahr werden zu diesem Zweck 105000 t Sorbinsäure eingesetzt. Der Gesetzgeber glaubt hier, daß wir ohne jede Gesundheitsgefährdung auf Lebenszeit die fünf zur Lebensmittelkonservierung zugelassenen Chemieprodukte (Sorbin-, Benzoe-, Ameisen- und Propionsäure sowie PHB-Ester) vertragen und mitverzehren können. Trotzdem weiß er bis heute nicht, ob und wie diese Substanzen mit anderen in der Milch befindlichen Chemiestoffen reagieren. Man weiß lediglich, daß diese Konservierungsstoffe Einzeller abtöten oder ihr Wachstum verzögern.
Nicht unberücksichtigt sollte bleiben, daß diese Säuren in fast allen Branchen der Lebensmittelindustrie eingesetzt werden und wir somit pro Tag doch schon eine ganz schöne Menge hiervon verzehren.

Vertreter der Milchwirtschaft prozessierten wegen der Aussagen in obigem Flugblatt gegen den DVS.
Der DVS gewann den Prozeß.
Der Verbraucherschutzverband wurde vor ca. 10 Jahren wegen schwerer Erkrankung seiner couragierten Geschäftsführerin aufgelöst.

234

Was tun?

Wir möchten Sie nicht ratlos zurücklassen. Wir wiederholen deshalb zunächst den Spruch „Essen und trinken Sie nichts, wofür Werbung gemacht wird". Wenn Sie jedoch unbedingt Milch trinken möchten und sie Ihnen schmeckt, wollen wir Ihnen einen Überblick über die Qualität geben. Zuvor soll aber noch gesagt sein, daß bei bestimmten ernährungsbedingten Zivilisationskrankheiten das tierische Eiweiß eingeschränkt bzw. gemieden werden muß, wenn Sie eine Besserung der Beschwerden erreichen wollen. Dies ist eine Erfahrungstatsache, in jahrzehntelanger exakter Arbeit in Klinik und Praxis bewiesen. Dazu zählen alle Erkrankungen des Bewegungsapparates, Arthritis, Arthrose, sogenanntes Rheuma, Bandscheibenschäden, Ischias, die Stoffwechselkrankheit Gicht, Infektanfälligkeit – also Husten, Schnupfen, Halsweh, die immer wiederkehrende „jährliche Grippe" –, weiterhin Asthma (ernährungs- und spannungsbedingt), Heuschnupfen, alle Hautausschläge, die heute meistens als Neurodermitis oder Allergien bezeichnet werden.

In all diesen Fällen ist die Milch an erster Stelle zu meiden, weiterhin Quark, Käse, Fleisch, Wurst, Fisch und Eier. Was Sie dann überhaupt noch essen dürfen, fragen Sie? Nun, an dieser Frage erkennen wir, wie sehr Sie sich den Ernährungsempfehlungen der Milch- und Fleischwirtschaft bereits angepaßt haben. Sie verkünden pausenlos, daß Sie Fleisch als „ein Stück Lebenskraft" essen und Milch als „Quelle der Gesundheit" trinken sollen.

Es gibt genügend andere schmackhafte Brotaufstriche und Getränke, die Ihren Hunger und Durst stillen. Es würde jedoch den Rahmen dieses Buches sprengen, wollten wir hier auch noch einen Rezeptteil anhängen. Erkundigen Sie sich beim emu-Verlag Lahnstein nach entsprechender Literatur.

Möchten Sie also weiterhin Milch trinken und können Sie sich dies auch aus gesundheitlichen Gründen leisten, sollten Sie die Wahl nach folgendem Schema treffen:
(Reihenfolge in abnehmender Qualität)
1. Rohmilch von einem biologisch wirtschaftenden Bauernhof
2. Vorzugsmilch
3. Rohmilch von einem üblich bewirtschafteten Bauernhof
4. pasteurisierte Milch vom Demeterhof, erhältlich in Reformhäusern und manchen Naturkostläden
5. pasteurisierte Milch
6. pasteurisierte und homogenisierte Milch
7. Dosenmilch, Milchpulver
8. H-Milch

Sterilmilch haben wir nicht aufgeführt, weil der Begriff bereits genügend über die Minderwertigkeit des Produkts aussagt. H-Milch rangiert an allerletzter Stelle. Von ihr ist – wie bereits im vorausgegangenen Kapitel beschrieben – auf jeden Fall abzuraten.

> Zwei Milchflaschen stehen nebeneinander – stößt die eine die andere an und flüstert: „Ich hätte nicht übel Lust, mit Dir anzubändeln." „Geht nicht", kommt als Antwort, „ich bin steril".

Wie heißt es im Volksmund? Humor ist, wenn man trotzdem lacht. Lassen Sie sich den Humor und die Zuversicht nicht nehmen, sondern bestimmen Sie als aufgeklärter, mündiger Bürger, was Sie essen und trinken wollen. Lassen Sie sich nicht von gekauften und bestallten „Experten" zum Verzehr von Produkten überreden, die Ihrer Gesundheit – regelmäßig verzehrt – nicht gut tun.

Sie bleiben ja nun nicht ratlos zurück, sondern wissen Bescheid. Die empfehlenswerte Ernährungsform heißt „vitalstoffreiche Vollwertkost". Im Rahmen dieser Lebensweise ist Milch absolut unnötig.

Ein Verlag, ein Haus, eine Philosophie

In Wim Thoelkes Sendung „Der Große Preis" tritt der weißhaarige Arzt von der Lahnhöhe ebenso gewandt und treffsicher vor 20 Millionen Zuschauern auf wie in der Nibelungenhalle in Passau vor 4000 gesundheitskritischen Zuhörern: Dr. med. Max Otto Bruker. Millionen Bundesbürger kennen den kämpferischen Ganzheitsmediziner aus dem Fernsehen, aus Vorträgen, durch den „Mundfunk" überzeugter Patienten. Vor allem lesen sie aber die Bücher des schwäbischen Humanisten und Seelenarztes. Mit einer Buchauflage von rund drei Millionen Exemplaren ist Max Otto Bruker der wohl bedeutendste medizinische Erfolgsautor im deutschsprachigen Raum. Vierundachtzig Jahre ist der – in der Nachfolge des Schweizer Reformarztes Bircher-Benner scherzhaft „Deutschlands Vollwertpapst" genannte – Massenaufklärer, langjährige Klinikchef und Ernährungsspezialist – und kein bißchen greise. Zwei fundamentale Erkenntnisse lehrt M. O. Bruker Patienten wie Gesunden: Der Mensch wird krank, weil er sich falsch ernährt. Der Mensch wird krank, weil er falsch lebt.

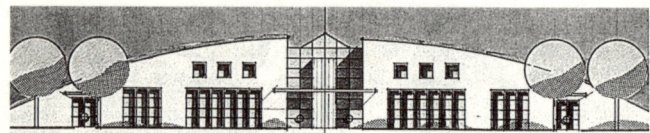

Das Max Otto Bruker Haus

Max Otto Bruker Haus

Hinter den Erfolgstiteln des emu-Verlages steht ein bedeutender Forscher und Arzt, eine Bewegung, ein Haus und tausende Schülerinnen und Schüler. Das „Dr. Max Otto Bruker Haus", auf der Lahnhöhe in Lahnstein bei Koblenz, stellt sozusagen die Krönung des Brukerschen Lebenswerkes dar: Der lichte Bau mit seinem Grasdach, den Sonnenkollektoren und Wasserrecyclinganlagen, seinen Seminar-, Selbsterfahrungs- und Meditationsräumen und dem Foyer mit der Glaskuppel ist als eine Heimat für all jene konzipiert, denen körperliche und seelische Gesundheit, ökologische und spirituelle Harmonie Herzensbedürfnis und Sehnsucht sind.

238

Hinter dem eleganten Halbmondkorpus mit dem markanten Grasdach verbirgt sich eine Begegnungsstätte für Gesundheitsbewußte, Seminarteilnehmer, Trost-, Ruhe- und Anregungsbedürftige. Lesungen, kleine Konzerte, Vorträge, alternative Zusammenkünfte erwarten den Besucher. Der große Vollwert-Eßraum mit seinem Ausblick auf den sanften Hang, die Lehrküche, die Bibliothek, eine Sauna, eine Kneipp-Anlage, der Therapieraum der Therapeuten runden das Angebot zur körperlichen und geistigen Gesundheitsbegegnung ab.

Ausbildung Gesundheitsberater/in GGB

Die vitalstoffreiche Vollwertkost hat ihre Verbreitung, auch im klinischen Bereich, durch die unermüdliche Information und praktische Durchführung von Dr. M. O. Bruker gefunden. Um die Erkenntnisse gesunder Lebensführung und die durch falsche Ernährung provozierte Krankheitslawine ins öffentliche Bewußtsein zu rücken, bildet M. O. Bruker seit 1978 (im Rahmen der von ihm gegründeten „Gesellschaft für Gesundheitsberatung GGB e. V.") Gesundheitsberaterinnen und Gesundheitsberater GGB aus. Über 2000 haben bislang die berufsbegleitende Ausbildung bestanden und wirken in Volkshochschulen, Bioläden, Lehrküchen, Krankenhäusern, ärztlichen Praxen, Krankenkassen und ähnlichen Bereichen.

Auf der Lahnhöhe erhalten sie durch Dr. Bruker und sein Expertenteam nicht nur eine sorgfältige Grundlagenausbildung über die vitalstoffreiche Vollwerternährung und den Krankmacher der „entnatürlichten" (denaturierten) Zivilisationsernährung (raffinierter Fabrikzucker, Auszugsmehle, fabrikatorische Öle und Fette, tierisches Eiweiß usw.), sondern gewinnen auch Einblick in die leib-seelischen Zusammenhänge der Krankheiten. Viele Krankheiten, diagnostiziert M. O. Bruker, sind leidvolle Folgen falscher Lebensführung und ungelöster Konflikte.

Anfragen zur Gesundheitsberater-Ausbildung wie zu den Selbsterfahrungsgruppen und weiteren Tages- und Wochenendseminaren sowie Einzelberatung und dem Urlaubsprogramm „Fit ab 40" sind zu richten an die Gesellschaft für Gesundheitsberatung GGB e. V., Taunusblick 1, 56112 Lahnstein (Tel. 02621/91700, Fax: 02621/917033). Fordern Sie dort bitte ebenfalls ein kostenloses Probe-Exemplar der Zeitschrift „Der Gesundheitsberater" an.

Literaturhinweise: Dr. med. M. O. Bruker mit Co-Autoren:

Unsere Nahrung – unser Schicksal

Lebensbedingte Krankheiten

Idealgewicht ohne Hungerkur
mit Rezepten von Ilse Gutjahr

Stuhlverstopfung in 3 Tagen heilbar
mit Rezepten von Ilse Gutjahr

Herzinfarkt, Herz-, Gefäß- und Kreislauferkrankungen

Leber-, Galle-, Magen-, Darm- und Bauchspeicheldrüsenerkrankungen

Erkältungen müssen nicht sein
mit Rezepten von Ilse Gutjahr

Rheuma – Ursache und Heilbehandlung
mit Rezepten von Ilse Gutjahr

Dr. M. O. Bruker / Ilse Gutjahr
Biologischer Ratgeber für Mutter und Kind

Diabetes und seine biologische Behandlung
mit Rezepten von Ilse Gutjahr

Allergien müssen nicht sein

Zucker, Zucker...

Hilfe bei Kopfschmerzen, Migräne und Schlaflosigkeit

Dr. M. O. Bruker / Ilse Gutjahr
Wer Diät ißt, wird krank

Dr. M. O. Bruker / Ilse Gutjahr
Cholesterin der lebensnotwendige Stoff

Dr. M. O. Bruker / Ilse Gutjahr
Osteoporose – Dichtung und Wahrheit

Dr. M. O. Bruker / Ilse Gutjahr
Reine Frauensache

Dr. M. O. Bruker / Dr. phil. Mathias Jung
Reine Männersache

„...die höchste Arznei ist die Liebe"
Ein Bruker-Lesebuch, Hrsg. Dr. phil. Mathias Jung